中医历代名家学术研究丛书

主编 潘桂娟

呼兴华 编著

# 王叔和

Academic Research Series of Famous
Doctors of Traditional Chinese
Medicine through the Ages

"十三五"国家重点图书出版规划项目

中国中医药出版社

·北 京·

**图书在版编目（CIP）数据**

中医历代名家学术研究丛书．王叔和 / 潘桂娟主编；呼兴华编著．
—北京：中国中医药出版社，2017.9
ISBN 978-7-5132-3846-5

Ⅰ．①中…　Ⅱ．①潘…　②呼…　Ⅲ．①中医临床—经验
中国—晋代　Ⅳ．① R249.1

中国版本图书馆 CIP 数据核字（2016）第 306918 号

中国中医药出版社出版

北京市朝阳区北三环东路 28 号易亨大厦 16 层
邮政编码　100013
传真　010 64405750
河北新华第二印刷有限责任公司印刷
各地新华书店经销

开本 880×1230　1/32　印张 5.5　字数 141 千字
2017 年 9 月第 1 版　2017 年 9 月第 1 次印刷
书号　ISBN 978 – 7 – 5132 – 3846 – 5

定价　42.00 元
网址　www.cptcm.com

社 长 热 线　010-64405720
购 书 热 线　010-89535836
侵 权 打 假　010-64405753

微信服务号　zgzyycbs
微商城网址　https://kdt.im/LIdUGr
官 方 微 博　http://e.weibo.com/cptcm
天猫旗舰店网址　https://zgzyycbs.tmall.com

如有印装质量问题请与本社出版部联系（010 64405510）

项目来源及国家重点图书出版计划

2005 年度国家 "973" 计划课题 "中医理论体系框架结构与内涵研究"（编号：2005CB532503）

2009 年度科技部基础性工作专项重点项目 "中医药古籍与方志的文献整理"（编号：2009FY120300）子课题 "古代医家学术思想与诊疗经验研究"

2013 年度国家 "973" 计划项目 "中医理论体系框架结构研究"（编号：2013CB532000）

国家中医药管理局重点研究室 "中医理论体系结构与内涵研究室" 建设规划

"十三五" 国家重点图书、音像、电子出版物出版规划（医药卫生）

中医理论肇始于《黄帝内经》《难经》，本草学探源于《神农本草经》，辨证论治及方剂学发轫于《伤寒杂病论》。在此基础上，历代医家结合自身的思考与实践，提出独具特色的真知灼见，不断革故鼎新，充实完善，使得中医药学具有系统的知识体系结构、丰富的原创理论内涵、显著的临床诊治疗效、深邃的中国哲学背景和特有的话语表达方式。历代医家本身就是"活"的学术载体，他们刻意研精，探微索隐，华叶递荣，日新其用。因此，中医药学发展的历史进程，始终呈现出一派继承不泥古、发扬不离宗的繁荣景象。

中国中医科学院中医基础理论研究所，自 2008 年起相继依托 2005 年度国家"973"计划课题"中医学理论体系框架结构与内涵研究"、2009 年度科技部基础性工作专项重点项目"中医药古籍与方志的文献整理"子课题"古代医家学术思想与诊疗经验研究"、2013 年度国家"973"计划项目"中医理论体系框架结构研究"，以及国家中医药管理局重点研究室"中医理论体系结构与内涵研究室"建设规划，联合北京中医药大学等 16 所高等院校及科研和医疗机构的专家、学者，选取历代具有代表性或学术特色突出的医家，系统地阐释与解析其代表性学术思想和诊疗经验，旨在发掘与传承、丰富与完善中医理论体系，为提升中医师理论水平和临床实践能力和水平提供参考和借鉴。本套丛书即是此系列研究阶段性成果总结而成。

综观历史，凡能称之为"大医"者，大都博览群书，学问淹博赅洽，集百家之言，成一家之长。因此，我们以每位医家独立成书，尽可能尊重原著，进行总结、提炼和阐发。此外，本丛书的另一个特点是，将医家特色学术观点与临床实践相印证，尽可能选择一些典型医案，用以说明理论的实践价值，便于临床施用。本丛书现已列入《"十三五"国家重点图书、音像、电子出版物出版规划》中的"医药卫生"重点图书出版计划，并将于"十三五"期间完成此项出版计划，拟收载历代 102 名中医名家，总字数约 1600 万。

丛书各分册作者，有中医基础学科和临床学科的资深专家、国家及行业重点学科带头人，也有中青年教师、科研人员和临床医师中的学术骨干，分别来自全国高等中医院校、科研机构和临床单位。从学科分布来看，涉及中医基础理论、中医各家学说、中医医史文献、中医经典及中医临床基础、中医临床各学科。全体作者以对中医药事业的拳拳之心，共同努力和无私奉献，历经数年成就了这份艰巨的工作，以实际行动切实履行了传承、运用、发展中医药学术的重大使命。

在完成上述科研项目及丛书撰写、统稿与审订的过程中，研究团队暨编委会和审订委员会全体成员，精益求精之心始终如一。在上述科研项目负责人、丛书总主编、中国中医科学院中医基础理论研究所潘桂娟研究员主持下，由常务副主编张宇鹏副研究员、陈曦副研究员及各分题负责人——翟双庆教授、刘桂荣教授、郑洪新教授、邢玉瑞教授、钱会南教授、马淑然教授、文颖娟教授、陆翔教授、杨卫彬研究员、崔为教授、柳亚平副教授、江泳副教授、王静波博士等，以及医史文献专家张效霞副教授，分别承担或参与了团队的组织和协调，课题任务书和丛书编写体例的起草、修订和具体组织实施，各单位课题研究任务的落实和分册文稿编写和审订等工作。编委会还多次组织工作会议和继续教育项目培训，组织审订委员会专家复审和修订；最终由总主编逐册复审、修订、统稿并组织作者再次修订各分册文稿。自 2015 年 6 月开始，编委会将丛书各分册文稿陆续提交中国中医药出版社，拟于 2019 年 12 月之前按计划完成本套丛书的出版。

2016 年 3 月，国家中医药管理局颁布了《关于加强中医理论传承创新的若干意见》，指出"加强对传承脉络清晰、理论特色鲜明的古代医家的学术思想研究，深入研究中医对生命、健康与疾病认知理论，系统总结中医养生保健、防病治病理论精华，提升中医理论指导临床实践和产品研发的能力，切实传承中医生命观、健康观、疾病观和预防治疗观"。上述项目研究及丛书的编写，是研究团队对国家层面"加强中医理论传承与创新"号召的积极响应，体现了当代中医学人敢于担当的勇气和矢志不渝的追求！通过此项全国协作的系统工程，凝聚了中医医史、文献、理论、临床研究的专门人才，培育了一支专业化的学术队伍。

在此衷心感谢中国中医科学院及其所属中医基础理论

研究所、中医药信息研究所、研究生院，以及北京中医药大学、陕西中医药大学、山东中医药大学、云南中医学院、安徽中医药大学、辽宁中医药大学、浙江中医药大学、成都中医药大学、湖南中医药大学、长春中医药大学、黑龙江中医药大学、南京中医药大学、河北中医学院、贵阳中医药大学、中日友好医院等16家科研、教学、医疗单位，对此项工作的大力支持！衷心感谢中国中医药出版社有关领导及华中健编审、伊丽萦博士及全体编校人员对丛书编写及出版的大力支持！

本丛书即将付梓之际，百余名作者感慨万千！希望广大读者透过本丛书，能够概要纵览中医药学术发展之历史脉络，撷取中医理论之精华，传承千载临床之经验，为中医药学术的振兴和人类卫生保健事业做出应有的贡献！

由于种种原因，书中难免有疏漏之处，敬请读者不吝批评指正，以促进本丛书不断修订和完善，共同推进中医药学术的继承与发扬！

《中医历代名家学术研究丛书》编委会

2016 年 9 月

# 凡例

一、本套丛书选取的医家，均为历代具有代表性或特色学术思想与临床经验的名家，包括汉代至晋唐医家 6 名、宋金元医家 18 名、明代医家 25 名、清代医家 46 名、民国医家 7 名，总计 102 名。每位医家独立成册，旨在对医家学术思想与诊疗经验等内容进行较为详尽的总结阐发，并进行精要论述。

二、丛书的编写，本着历史、文献、理论研究有机结合的原则，全面解读、系统梳理和深入研究医家原著，适当参考古今有关该医家的各类文献资料，对医家学术思想和诊疗经验，加以发掘、梳理、提炼、升华、概括，将其中具有理论意义、实践价值的独特内容阐发出来。

三、丛书在总体框架上，要求结构合理、层次清晰；在内容阐述上，要求概念正确、表述规范，持论公允、论证充分，观点明确、言之有据；在分册体量上，鉴于每个医家的具体情况不同，总体要求控制在 10 万～20 万字。

四、丛书每一分册的正文结构，分为"生平概述""著作简介""学术思想""临证经验"与"后世影响"五个独立的内容范畴。各分册将拟论述的内容按照逻辑与次序，分门别类地纳入以上五个内容范畴之中。

五、"生平概述"部分，主要包括医家姓名字号、生卒年代、籍贯等基本信息，时代背景、从医经历以及相关问题的考辨等。

六、"著作简介"部分，逐一介绍医家的著作名称（包括现存、已经亡佚又经后人辑复的著作）、卷数、成书年代、主要内容、学术价值等。

七、"学术思想"部分，分为"学术渊源"与"学术特色"两部分进行论述。前者重在阐述医家之家传、师承、私淑（中医经典或前代医家思想对其影响）关系，重点发掘医家学术思想的历史传承与学术渊源；后者主要从独特的学术见解、学术成就、学术特点等方面，总结医家的主要学术思想特色。

八、"临证经验"部分，重点考察和论述医家学术著作中的医案、医论、医话，并有选择地收集历代杂文笔记、地方志等材料，从中提炼整理医家临床诊疗的思路与特色，发掘、总结其独到的诊治方法。此外，还根据医家不同情况，以适当方式选录部分反映医家学术思想与临证特色的医案。

九、"后世影响"部分，主要包括"学术影响与历代评价""学派传承（学术传承）""后世发挥"和"国外流传"等内容。其中，对医家的总体评价，重视和体现学术界共识和主流观点，在此基础上，有理有据地阐明新见解。

十、附以"参考文献"，标示引用著作名称及版本。同时，分册编写过程中涉及的期刊与学位论文，以及未经引用但能体现一定研究水准的期刊与学位论文也一并列出，以充分体现对该医家研究的整体状况。

十一、附以丛书全部医家名录，依照年代时间先后排列，以便查检。

十二、丛书正文标点符号使用，依据《中华人民共和国国家标准标点符号用法》（GB/T 15834–2011）。医家原书中出现的俗字、异体字等一律改为简化正体字，个别不能对应简化字的繁体字酌予保留。

《中医历代名家学术研究丛书》编委会

2016 年 9 月

内容提要

　　王叔和，名熙，生活于公元 3 世纪，西晋高平（今山东邹城东南）人，晚年寓居湖北新洲。王叔和总结了公元 3 世纪以前的脉学知识，结合个人发挥，著成《脉经》10 卷，对脉学进行革新创造，包括确立寸口脉诊法，统一脉名，归纳脉象，按照三部脉分候脏腑的原理，将脉、证、治结合，使脉学理论与诊脉方法趋于系统和规范，对魏晋以后中医的脉学发展起到了巨大的促进作用。此外，《脉经》还记载了妇人、小儿、外感、杂病的脉象主病和治疗，以及针灸的取穴、手法、宜针、宜灸和禁针、禁灸等。《脉经》保存了张仲景对伤寒辨证论治的主要内容，对后世研究、发展伤寒学说具有重要意义。本书系中医历代名家学术研究丛书之一。内容包括王叔和的生平概述、著作简介、学术思想、临证经验、后世影响等。

王叔和，名熙，生活于公元 3 世纪，生卒年代无确考。西晋高平（今山东邹城东南）人，晚年寓居湖北新洲。他总结了公元 3 世纪以前的脉学知识，结合个人发挥，著成《脉经》10 卷，王叔和距张仲景生活年代较近，《脉经》保存了张仲景对伤寒辨证论治的主要内容，对后世研究、发展伤寒学说具有重要意义。

《脉经》是中医脉诊的奠基之作，历来受到中医学界普遍重视。目前已出版《脉经》点校、校注、注释类著作 29 部，另有学术论文 80 余篇，学位论文 4 篇，研究领域遍及王叔和以及《脉经》的方方面面，如籍贯、卒年、任职、交游活动、著述、墓碑、庙像、学术思想、临床经验以及《脉经》的成书背景、版本流传、注文、叠音字等。目前湖北麻城、山东济宁两地分别成立有王叔和及脉学研究学会，挖掘史料，开展相关学术活动，推动了王叔和及《脉经》研究的发展。

《脉经》为 1982~1990 年中医古籍整理出版规划中第一批 12 种整理出版的古籍之一，由广州中医学院沈炎南主编。至《脉经校注（第 1 版）》《脉经语译（第 1 版）》出版之前，已有福州市人民医院校释《脉经校释（第 1 版）》（1984），吴承玉等主编《脉经》（1998）出版。其后，中医古籍整理研究事业进入了一个繁荣兴盛的时期，在整理研究过程中，学者们本着去粗取精、去伪存真、推陈出新、古为今用的原则，对《脉经》进行了深入研究。目前所见有张帆点校《脉经（新校版）》（2005）、韩永贤译《脉经新译（第 1 版）》（2006）、梁亚奇校注《脉经》（2007）、贾君等整理《脉经》(2007)、严石林等主编《脉经》(2008)、牛兵占主编《脉经译注》(2009)、范登脉校注《脉经》(2010)、王洪琦等主编《脉经语释译注·濒湖脉学译注》(2010)、王竹星主编《脉经白话精解》(2010)、陈居伟校注《影宋本脉经》(2011)、陈婷校注《脉经》(2011)、韩永贤译《脉经新译(第2版)》(2011)、吴曦等主编《脉经(白话全译图本)》(2011)、周幸来主编《脉经白话图解》(2011)、梁亚奇校注《脉经》(2013)、蒋力生主编《脉经(大字版)》(2013)等。

本次研究,在总结前人研究进展的基础上,对王叔和的生平、著作、学术思想、临证经验及对后世的影响等方面,进行了专题研究。

本次研究以沈炎南主编的《脉经校注》为基础。研究过程中,吸收了近年有关王叔和及《脉经》学术思想研究的成就,充实了新的内容。

在此衷心感谢所引用文献的作者以及支持本项研究的各位同仁!

陕西省中医医院　呼兴华

2015年6月

# 目录

# 王叔和

## 生平概述

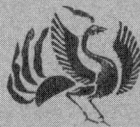

王叔和，名熙，生活于公元3世纪，生卒年代无确考，西晋高平（今山东邹城东南）人，晚年寓居湖北新洲。他总结了公元3世纪以前的脉学知识，结合个人发挥，著成《脉经》10卷，对脉学进行革新创造，包括确立寸口脉诊法，统一脉名，归纳脉象，按照三部脉分候脏腑的原理，将脉、证、治结合，使脉学理论与诊脉方法趋于系统和规范，对魏晋以后中医的脉学发展起到了巨大的促进作用。此外，《脉经》记载了妇人、小儿、外感、杂病的脉象和治疗，以及针灸的取穴、手法、宜针、宜灸和禁针、禁灸等，不少内容至今仍有指导意义。王叔和距张仲景生活年代较近，《脉经》保存了张仲景对伤寒辨证论治的主要内容，对后世研究、发展伤寒学说具有重要意义。

# 一、时代背景

魏晋南北朝300余年间，虽然政治局势混乱，社会思想复杂，但是学术风气日新，著书立说之风盛行，成就了一批注重临床实践的医家，并留有可考稽之医药方书约有百种之多，对后世医学的发展产生了深远影响。以下结合近年来医史研究之发现，考察王叔和所处时代及其撰著《脉经》的背景。

## （一）社会文化背景

魏晋南北朝时期，政治形态复杂交替，各种意识形态之间抵抗与交融并存，学术风气日新，注重临床实践，形成了以临床医学为特色，多种学术思想体系并存的医学模式。魏晋医家对旧有医经的整理，是对医经正典性的发掘，从而重新划定了"医学"的边界，并且塑造了医学知识的正统。

王凤兰关于魏晋南北朝医学特点的研究认为，魏晋南北朝时期政治局势混乱，社会思想繁杂，这一时期产生了大量的医学文献，据现存书目统计有 400 余种，其特点为医家思想活跃，注重临床实践，后期尤其注重灸法的研究和应用，在传染性疾病、创伤外科以及急症方面取得了杰出成就。

更重要的是，汉代医学纳入经学轨道以后，重要医学著作称之为"经"，如《黄帝内经》《神农本草经》，张仲景之伤寒杂病著作称之为"论"。《文心雕龙·论说》谓："述经叙理曰论。论者，伦也；伦理无爽，则圣意不坠。"魏晋时代，"博士家法，遂成废弃"，王肃敢伪证经书，杜预敢曲解《左传》，王弼以老庄注《易》，何晏、皇侃以玄虚说《论语》，而范宁之《公羊集解》敢言《春秋》三传之失，指质杜预注之《左传》、何休注之《公羊》有失，不私于《谷梁》。至南北朝时，研习经典者效法佛家解经，在注上更加义疏，对经疏通证明。这表明，经学之尊严，受清谈之洗礼，是学术思想之进步。魏晋南北朝之医经研究，也敢于打破章句，自注新经或疏解经文。如此情形下，王叔和搜罗《内经》、仲景及华佗书、《四时经》及托名扁鹊、华佗之书，撷拾群编，撰成《脉经》一书。其脉法吸收《难经》独取寸口，以功能论脉象的理论，虽有玄学思绪，但终使二十四脉得以规范化。王叔和稍后，晋·皇甫谧撰《针灸甲乙经》，打破汉儒徒守一经之习，把《素问》《灵枢》及《明堂孔穴针灸治要》三书重新编次，删繁去复，分类合纂。再后，齐梁全元起诠注《素问》，虽依章句之例，但从唐代王冰所引的遗文，可见其中之疏义和发挥，且敢名书为《素问训解》。这显示了魏晋南北朝时代医学家的创新精神。

## （二）脉学流派发展

关于脉学的起源，众说纷纭。现存最早的脉学文献当推张家山汉墓出土的简书《阴阳脉死候》《脉法》和马王堆汉墓出土的帛书《阴阳脉死候》《脉法》等。最早详尽记载诊脉方法及临床运用的文字见于司马迁《史记·扁鹊仓公列传》。但这些文献记载的脉诊内容较为简短而零散。《内经》是现存最早、保存脉学内容最丰富的古代医学经典，是脉学形成早期的一次阶段性总结。

早期的诊脉是多种方法并用，诊经脉搏动、察络脉色泽都属于脉诊的范畴。经过漫长发展后，单纯诊脉动的方法才与其他方法分离而形成独立的诊法体系。《内经》记录了多种脉学理论，并倡导"遍诊脉法"。《灵枢·经脉》记载的经脉学说，逐渐成为后世经脉学说的主流。秦越人在吸取前人成果的基础上，在《难经》中首次提出"独取寸口"的诊脉方法。这些脉学理论，对西晋王叔和产生了深刻影响。王叔和著《脉经》，将五脏六腑的脉诊部位分别配在左右手的寸关尺三部，脉学遂成为一门独立学科。晋代以后，随着一些重要古典医籍的亡佚，"独取寸口"的诊脉法逐渐代替"遍诊脉法"，并成为脉诊的主流。对于脉学流派的划分，廖育群根据诊脉方法归纳为脉症法、古脉法和脉象法三类；李建民则根据地域的不同，把周、秦之时的脉学流派分为燕齐、秦蜀、荆楚三派。其中燕齐一派的脉学思想，见于扁鹊、仓公脉学遗文；秦蜀一派的脉学理论，以绵阳木人模型为代表；而荆楚一派的脉学理论，载于马王堆、张家山汉墓出土的脉学著作中。回溯中国脉学发展的历史，认为根据脉诊的理论、诊脉的方法及其传承状况，可以将其大致归为以下 4 类，中医脉学也以这 4 种脉法为核心形成 4 个主要流派。

## 1. 独取寸口脉法

"独取寸口"的说法，首见于《素问·五脏别论》所云："帝曰：气口何以独为五脏主？岐伯曰：胃者，水谷之海，六腑之大源也。五味入口，藏于胃以养五脏气，气口亦太阴也。是以五脏六腑之气味，皆出于胃，变见于气口。"《内经》只是论及寸口脉法的部位、原理等，并未将"独取寸口"脉法单独提出。而且虽有寸关尺之名，但没有寸关尺长度及确切定位的记载。

《难经·一难》曰："十二经中皆有动脉，独取寸口以决死生吉凶之法，何谓也？"这一论述，成为"独取寸口"脉法的主要理论依据。《难经·二难》指出："尺寸者，脉之大要会也。从关至尺是尺内，阴之所治也；从关至鱼际是寸内，阳之所治也。故分寸为尺，分尺为寸。故阴得尺内一寸，阳得寸内九分，尺寸终始一寸九分，故曰尺寸也。"其将寸口脉划分寸关尺三部，并把寸关尺脉全长定为一寸九分，但未提及"关"的长度。

王叔和在《脉经》中规范了24脉的脉名及各脉的脉象指征，还对寸关尺分候脏腑进行了详细的阐述，将寸关尺不同脉象变化与脏腑病证联系起来，使"独取寸口"脉法得以充实和完善。《脉经》卷第一《分别三关境界脉候所主第三》云："从鱼际至高骨，却行一寸，其中名曰寸口。从寸至尺，名曰尺泽，故曰尺寸。寸后尺前名曰关，阳出阴入，以关为界。阳出三分，阴入三分，故曰三阴三阳。阳生于尺动于寸，阴生于寸动于尺。"以高骨处为关，寸、关各占六分，尺脉占七分，全长为《难经》中规定的一寸九分。书中明确划分寸关尺三部及各占的长度，关脉的长度问题得以解决，使"独取寸口"脉法得以规范。

### 2. 古遍诊脉法

《内经》中占主导地位的脉诊方法是"脏腑经络分经候脉"，该法系通过诊察不同经络的特定诊脉点来判断不同脏腑经络的疾病。后世称此法为"古遍诊脉法"，主要包含"十二经脉标本脉法"和"三部九候脉法"。这两种脉法的内容零散分布于《内经》的诸多篇章中。此脉诊的特点是诊脉部位多，但诊察的脉象却很简单实用、易于辨别。"十二经脉标本脉法"的核心观点是：十二条经脉中每条经脉都有两个诊脉点，位于肢体的诊脉点称为"本脉"，而位于头面部的诊脉点则称为"标脉"。"三部九候脉法"则是对头（上）、手（中）、足（下）三部动脉，每部各诊天（上）、人（中）、地（下）三候，通过脉动的不同表现来诊断疾病。此法的最早记载见于《素问》，代表作是《素问·三部九候论》。在《伤寒论·序》中有"按寸不及尺，握手不及足，人迎、跗阳，三部不参，动数发息，不满五十"之论，此处的三部诊法是指人迎、寸口和跗阳，实际上是三部九候脉法的简化。可见张仲景所采用的脉诊法与《内经》是一脉相承的，《伤寒论》中除了少量应用寸口脉法外，大量使用"遍诊脉法"诊断疾病。

### 3. 太素脉法

太素脉法，是通过人体脉搏变化来预测人生贵贱、吉凶、祸福的古代方术，其中蕴涵一些中医诊断知识。关于太素脉法的源流，较为一致的看法是，明代青城山人张太素由隐者密授，经他实践、整理而流传。张太素著有《太素脉秘诀》上下二卷，系太素脉相法的系统著作。书中认为，使用太素脉秘诀，不但可以给人诊病，还可预言人的命运，不但可以预测一个人一生的吉凶，甚至还可以透过父亲的脉相来预测儿子的命运前程。人们对太素脉法褒贬不一。有人认为太素脉法属于古代术数家的方术，与医学无关，如《四库全书总目·医家类》序谓："太素脉法，不关治疗，今别收入术数家，兹不著录。"也有人认为，太素脉融合了阴阳五行、脉学理论以及河图、洛书等文化元素，把人的脉相变化归纳为"五阳脉""五阴脉""四营脉"，对中医学有一定参考价值。曹炳章即谓其有"足补诸家脉法所未备"者，并将其收入《中国医学大成》。

### 4. 齐派脉学流传

齐派医学属于地域性医学学派的范畴，是指形成于先秦、发展于两汉，以古齐国为主要地域并以秦越人、淳于意为主要代表的一个医学学派。脉学流派，是指中医脉学这一学科内因不同的师承而形成的以独特的理论主张、技艺、方法为基础的学术派别。汉代司马谈在《论六家要旨》中，把先秦诸子分为阴阳、儒、墨、名、法、道六家，却未及医家。其实早在先秦时期，医学就是一个独立存在的学术派别。直到1950年，陈直根据玺印木简中发现的古代医学史料，把春秋战国至秦汉时期的医学学派划分为东西两大派别，即秦派和齐派。可以说，陈直先生是"齐派医学"这一名称之最早提出者。1990年代，何爱华在前人的基础上，比较清晰地勾画出齐派医学的基本轮廓。齐派医学主要包括两个学术共同体，一个以秦越人（扁鹊）为核心，一个以淳于意（仓公）为核心。他们有独特的理论和技术，而且形成了完整的传承谱系。秦越人师承长桑君，授徒子明、子豹、子同等；淳于意师承公孙光和公乘阳庆，授徒宋邑、高期、王禹等。齐派医学有丰富的医学著作，如长桑君授给秦越人的《禁方》；公孙光授给淳于意的《方化阴阳》《传语法》；公乘阳庆授给淳于意的《黄帝脉书》《扁鹊脉书》《上经》《下经》《五色诊》《奇咳术》《揆度》《阴阳外变》《药论》《接阴阳禁书》等；淳于意授给宋邑、高期、王禹等的《五诊》《经脉上》《经脉下》《奇络结》《论俞所居》《案法》《逆顺》《论药法》《定五味》《和齐汤法》《四时应阴阳重》等。

　　战国秦汉时期，齐派医学的著作流传最广，如陆贾《新语·术事》云："书不必起仲尼之门，药不必出扁鹊之方。"齐派医学对脉学的传承，其主要代表医家为秦越人、淳于意。秦越人，战国时期齐渤海·卢（今山东长清）人，擅长四诊合参，尤以脉诊著称。其所著《难经》确立了"独取寸口"脉法在脉学中的地位，正如《史记·扁鹊仓公列传》所说："至今天下言脉者，由扁鹊也。"后世从王叔和《脉经》散在的佚文中考察秦越人脉学理论。他把脉分为阴脉和阳脉，阴阳脉性以脉气出入多少来确定。他第一次确定三阴三阳脉的具体脉象，还从脉形和脉搏至数的变化来诊断病情，这成为后世脉诊的基本原则。秦越人脉诊理论中对病脉的论述尤为详备，对脏腑病脉、损至脉论以及反逆死脉均有涉及。淳于意，西汉齐国临菑

（今山东淄博市临淄区）人，他的诊断技术非常高明，在"诊籍"中以脉诊病的案例很多，凡"治病人，必先切其脉乃治之"，这是迄今医生以切脉为主要诊断依据的最早记载。在25个病案中，论及脉象20余种，每一脉象均分析其主病原理，诊断准确并基本符合疾病发展规律。这些文献为研究寸口脉学发展的历史提供了可靠依据。王叔和在全面总结古典脉学文献的基础上，传承了齐派医学的脉学思想和方法，并加以发展，构成了中医脉学影响至今的主流。例如，对"独取寸口"脉法进行了发展和完善。《脉经》多处记载扁鹊的脉学思想，书中所载的24种脉象，也与淳于意"诊籍"中部分脉象名称相同，是齐派医学脉学思想的重要传承者。所确定的的寸口诊脉三部定位是对《难经》寸口三部定位的重大改进，为中医临床带来极大方便，一直沿用至今。

综上所述，齐派医学对于中医脉学的传承与发展起了巨大的推动作用。由他们创立和发展的"独取寸口"脉法，成为至今仍广泛应用于中医临床的主流脉学。至于曾经在历史上有重要影响的遍诊脉法，已经逐渐式微，现或存于文献之中，或在某些少数民族医学中仍有遗存。而太素脉法，本来就属于数术家的范畴，在研究中医脉学的流派时，仅聊备考证而已。

## （三）伤寒学初步形成

### 1. 魏晋时期对《伤寒论》的收集整理

王叔和《伤寒论·序》中说："今搜采仲景旧论，录其证候、诊脉、声色，对病真方有神验者，拟防世急也。"表明其研究《伤寒论》是从脉、证、方、治几方面着手，亦即按照张仲景辨证论治的精神进行的。宋《太平御览》引高湛谓王氏编辑此书为"张仲景方论为三十六卷"。现行《伤寒论》本，一般认为《辨脉法》《平脉法》《伤寒例》以及《辨不可发汗病脉证并治》以下八篇，为王叔和所增。从《辨太阳病脉证并治上》至《辨阴阳易差病脉证并治》共十篇，保存了张仲景对伤寒病辨证论治的主要内容，也是现行《伤寒论》的主要部分。对王叔和整理《伤寒杂病论》一事，后世医家议论褒贬不一，指责者以方有执、喻嘉言为代表。明代方有执作《伤寒论条辨》，认为《平脉》乃王叔和赞经之词，又说叔和伪作《伤寒例》，使张仲景之道反晦，"究其叛乱，则叔和亦罪之魁"。因此，他把《伤寒论》原文不易讲通之处，说成王叔和编次该书时造成的错简。但是，历代医家对王叔和整理《伤寒论》的评价，多数还是较为客观的。宋代林亿说："自仲景于今八百余年，惟叔和能学之。"金代成无己说："仲景《伤寒论》得显用于世，而不堕于地者，叔和之力也。"明初王安道说："叔和搜采仲景旧论之散落者以成书，功莫大矣。"同时也批评了王氏于书中杂以自己的言论，有玉石不分，主客相乱之嫌。总的来看，由于王叔和距离张仲景生活年代比较近，故其编辑整理之书，应较接近张仲景书原貌。不但传书之功应予肯定，且将仲景汗、吐、下、温、刺、灸、水、火诸法，分类进行比较分析，亦切合临证运用。事实上，张仲景之《伤寒杂病论》确因有王氏之编辑而得以保存，即便次序在编修时有所错乱，也不至于弄得如"错简派"所指责的那种面目全非。

### 2.《伤寒论》原著本身需要整理

从中国书籍发展史来看，汉代图书是简、帛、纸三者并用，以简帛为主，主流是简策。张仲景的医书最可能是用竹简所写。从《伤寒杂病论》以条文形式写作来看，张仲景的原始医书也应该是简册。另外，《新编金匮方论序》中说："王洙在馆阁日，于蠹简中所得仲景《金匮玉函要略方》三卷。"因此可以推知，《伤寒论》问世后不久，即因战乱动荡加之破旧，或传抄讹误而残损不全。因此，极有必要对该书进行整理。但是，具体如何整理，有必要分析一下仲景医书的原始内容和体例。

从现存的仲景医书分析看，王叔和对待仲景医书是严谨而恭敬的。他对仲景医书的任何改动都有说明或按语（这些按语无确证是王叔和所加，严格说只是很可能为王叔和所加），表现如下：他对方名改动，按语"本云……"；对可疑的方剂或药物，按语"疑非仲景方""疑非仲景意""恐不为……""恐多也"等；对自己改编的内容也附有说明，他改编的应该只有痉湿暍一篇，明言："伤寒所致太阳病痉湿暍此三种，宜应别论，以为与伤寒相似，故此见之。"他"重集""可与不可"内容，自言"夫以为疾病至急，仓卒寻按，要者难得，故重集诸可与不可方治，比之三阴三阳篇中，此易见也。又时有不止是三阳三阴，出在诸可与不可中也。"由此看来，六经病名应该在仲景医书中就存在，如此重要的概念，王叔和不会改动而不作说明。在研究仲景医书与其之前的医学文献中，可以隐约感觉到仲景学说与擅长"言脉"的扁鹊学派似乎有一定的联系，但还不明朗，能针能灸擅脉法的仲景或其前辈将六经病概念引入方书不足为奇。对于王叔和的严谨，章太炎先生给出断语"叔和严谨，未乱经文"，并写了多篇文章批评错简重订派。至于王叔和所集"可与不可"一段，因为汉魏时代医者辨病大多是习惯于从判断"可与不可"入手的，证据就是《素问》中治疗伤寒热病也是"可汗""可泻"，而名医华佗论治伤寒也是从"可与不可"的角度。有学者认为可与不可、前论后方的体例是仲景医书的原始体例，此种看法似乎难以成立。仲景医书的原始体例应该是前论后方，论的部分基本就是今六经病条文的体例。王叔和"重集"的"可与不可"内容不是仲景医书的原始体例，所以他在自己的"专著"《脉经》第七卷中用的就是自己"重集"的"可与不可"内容，而没有采用仲景体例的六经病条文体例，在自己的专著中用自己的改编版比完全引用别人的原版更合理。按照宋臣林亿等人校勘医书的顺序，《伤寒论》《金匮要略》在前，《脉经》在后，于是今《脉经》七、八、九等卷的内容很可能被宋臣根据《伤寒论》《金匮要略》内容大幅修改过。据《校定脉经·序》中说："据经为断，去取非私。"实际上仅仅删除了《脉经》中原有的大量方子，而《脉经》的大体体例应该还是原来的。王叔和虽然按自己的理解"重集"了"可与不可"部分，同时还是保留了仲景医书的原始体例，并存于后世，这正体现了叔和的严谨态度，其并不敢以己见替代仲景医书的原始体例。今本仲景医书的伤寒部分应该也不是原始医书的全部，如《针灸甲乙经》皇甫谧序中有王叔和"选论甚精"一说（一说"撰次仲景遗论甚精"）。《伤寒例》中有"今搜采仲景旧论，录其证候、诊脉声色、对病真方有神验者，拟防世急也"，应该也是有选择的继承发展仲景遗法。

# 二、生平考证

王叔和是中国医学史上的一个传奇。其传奇性就在于，他虽医名遐迩，却履历不见于史传，更与其在医学文献研究上的功绩不成比例。王叔和生卒难考，也成为中国医史学界的一大憾事。王叔和撰著《脉经》，不但确立了中医脉诊学体系，而且首次整理《伤寒杂病论》，对于仲景学说的传播厥功甚伟。自宋代林亿等在《校定脉经·序》等序疏中，将叔和定为"西晋高平人"以来，关于其生卒、任职、里籍等众说不一。由于王叔和一生经历的传奇性，加之史料匮乏，目前仅知其"性度沉静，通经史，穷研方脉，精意诊切，洞识摄养之道，深晓疗病之说"（唐·甘伯宗《名医录》）。本章综合历代学者研究成果，对相关存疑问题予以评述，并为进一步研究提供一些新的思路。

## （一）名之考述

《脉经》作者为王叔和，历代并无异议。至章炳麟在《菿汉微言》提出疑问："张仲景，名机，见林亿所引《名医录》。而王叔和之名，则世所不知。"进一步考证，唐代甘伯宗《名医传》中有简略记述，叔和名熙，其后日本·丹波康赖《医心方》卷二十九载："张湛《养生要集》云，高平王熙叔和曰食不欲杂，杂则或有犯者，当时或无灾患，积久为人作疾。"同时期作品《太平御览》七二〇引高湛《养生论》曰："王叔和高平人，博好经方，洞识养生之道，尝谓人曰食不欲杂，杂则或有所犯，当时或无灾患，积久为人作疾……饮食不节故也。"此三说文义大致相同，历代所引多出于此，虽辞有详略，但叔和之为王熙，不待言矣。

## （二）活动年代

王叔和的生卒年代不详，难以确考，皇甫谧《甲乙经·序》系有关叔和之最早文字记录。《甲乙经》大约编于魏甘露景元（259～264）年间，皇甫谧一生大部分生活在三国时，入晋后才活了17年，因而王叔和至少要早于皇甫谧。近年来，国内学者关于叔和的生卒与活动年代颇多研究，虽众说纷纭，依然呈现出一些共同的评价特点，为进一步研究理清了线索。

### 1. 与王仲宣同族

汉晋之间，高平王氏见于史传。《三国志·魏书·王粲传》记载，其族中有汉太尉王龚，子畅，官至司空，畅子谦，大将军何进长史，谦子粲，即王仲宣。据《后汉书》载，汉献帝初平三年（192），董卓被杀后，他的部将李催、郭汜等在长安作乱，王粲避难荆州投靠刘表。另皇甫谧《甲乙经·序》曾记载仲景为王仲宣诊病劝其服五石汤之事。若王张交往属实，王仲宣死于建安二十二年（217），时年41岁，则张、王二人见面时当是在建安二年（197）左右。建安二年，仲宣时年21岁，与其避难时期相符，而南阳隶属荆州，因此，仲景在此时期与仲宣见面有其可能性。至于叔和，既籍"高平"，又与仲宣为同时人，或为同族。照此，叔和可能与王粲同时避乱荆州，且见过仲景并受其学。

### 2. 与仲景弟子卫汛交谊

余嘉锡在《注解伤寒论》书名下案云："以余考之，王叔和似是仲景亲受业弟子，故编定其师之书。"另于《四库提要辨证》曾言："与仲景弟子卫汛交游，当可亲见仲景。"卫汛者，"仲景弟子，知书疏，有小才，撰《四逆三部厥经》及《妇人胎藏经》《小儿颅囟经方》三卷，皆其所制，知名当代"（张杲《医说》）。《千金要方》卷二十六《食治篇》录河东卫汛记载："高平王熙称食不欲杂，杂则或有所犯……"《太平御览》卷七二二引《张仲景方序》曰："卫汛好医术，少师仲景，撰《四逆三部厥经》及《妇人胎藏经》《小儿颅囟经方》三卷，皆行于世。"若卫汛引叔和养生语录属实，而叔和因与仲宣同族，又与其交游，当可亲见仲景并得授其学。如果这一点成立，《脉经》的成书应在东汉末年至西晋初年，亦即魏蜀吴三足鼎立时期。

### 3. 公元180～270年间说

宋大仁等认为，《甲乙经·序》云："仲景论广伊尹《汤液》为数十卷，用之多验，近世太医令王叔和撰次仲景遗论甚精，指事施用。"皇甫谧生于建安二十年（215），撰《甲乙经》于景元元年至咸熙元年（260～264），卒于太康三年（283）。《甲乙经》称"近世太医令王叔和"，当在魏时，其年或较长于谧。此外，卫汛重视叔和"洞识摄生之道"，则叔和比卫汛年长。因此，王叔和应该是皇甫谧的前辈，有见到仲景之可能。另从山阳高平王氏的史传记载，王仲宣生于熹平五年（176），卫汛生于光和三年（180），因此初步考证叔和的生卒，当为公元180年至270年间。

### 4. 公元177～255年间说

孔建民推测，"王叔和可能生于东汉献帝时"（始于189年）；宋向元认为，"假定卫汛比仲景年轻三十岁"，则公元180年为王叔和与卫汛的在世之年。孔祥序认为，以"二十年作为一辈"，仲景的生卒年约为公元150～219年，这样王叔和生年的上限是170年，而其卒年下限，从皇甫谧称"近代"着眼，撰集《甲乙经》时已经不在世了，因此应在魏甘露（始于256年）以前。王叔和的生存年代，大约在公元177～255年的范围内。

### 5. 公元 3 世纪说

若皇甫谧《甲乙经·序》所载仲景为王仲宣诊病劝其服五石汤之事可信，叔和与仲宣一道，必亲见仲景，其后整理仲景学说及厘定脉学才能顺次而出。皇甫谧编著《甲乙经》年代在魏甘露（256～259）年间，与仲景《伤寒杂病论》相去不过五十余年，与王叔和整理《伤寒论》的时间相去更近。由于王叔和在《晋书》中无传，其生平事迹也无系统介绍，因此，迄今为止，医史学界公认王叔和是 3 世纪时的著名医学家。

## （三）大事年表

综合上述，初步认为王叔和与王粲（王仲宣）、卫汛为同时期人，比皇甫谧要年长些，又或可能见到仲景。为便于进一步展开研究，暂考定王叔和生平相关大事如下：

公元 150～154 年，东汉桓帝元嘉、永兴年间，张仲景生。

176 年，熹平五年，王粲生。

180 年，光和三年，卫汛生。

194 年，兴平元年，王粲至荆依刘表。

197 年，建安二年，张仲景见王粲，劝服五石汤。

208 年，建安十三年刘表八月疽发背卒，荆州降，王粲归曹。

205～210 年，建安十年至建安十五年，《伤寒杂病论》成书。

211 年，建安十六年，华佗卒，生前可能见过《伤寒论》。

213 年，建安十八年，魏国既建，王粲拜为侍中，王叔和任魏太医令。

215 年，建安二十年，皇甫谧生。

217 年，建安二十二年，是岁大疫，王粲卒。

215～219 年，建安二十年至建安二十四年，张仲景逝世。

220 年，魏黄初元年，曹操卒。

220～235 年，黄初元年至青龙三年，王叔和当在此时编次仲景遗论。

256～259 年，甘露元年至甘露五年，皇甫谧病风痹。

260～264 年，景元元年至咸熙元年，皇甫谧撰《甲乙经》。

265 年，晋泰始元年司马炎即帝位，废魏主，魏亡。

265～291 年，泰始元年至元康元年，程据为晋太医令。

283 年，太康三年，皇甫谧卒。

## （四）任职考证

王叔和曾为"太医令"之说，始自魏晋学者皇甫谧《甲乙经·序》，且此前并无相似文字记载。《后汉书》和《三国志》均未为其立传。由于无确切史料为证，"太医令"之说一直存疑待考，特作如下考证。

### 1. 魏太医令说

皇甫谧作《甲乙经·序》，言其在"甘露"中病后动念撰集《甲乙经》的来由。多数学者认为《甲乙经·序》中的"甘露"年号是指魏高贵乡公甘露年间。同时皇甫谧在《释劝论》中已涉及医术，故可推断《甲乙经》一书当撰集于魏景元（260～264）年间，也可辅证《甲乙经》序文中的"甘露"是魏代的年号而言。若真如此，王叔和所任的太医令乃魏太医令。余嘉锡在《四库提要辨证》中说："当在魏时其年或较长于谧……疑叔和亦尝至荆州依表，因得受学于仲景，故撰次其书。其后刘琮以荆州降，乃与仲宣同归曹操，为其太医令。此虽无明文可考，然可以意想而得之。"另据《太平御览》卷七二二引《晋书》说："程据为太医令。武帝初受魏禅，改元泰始，而据贡雉头裘……因为贾后合巴豆杏子丸害愍怀太子，遂就戮焉。"可知自晋受魏禅起至贾后废死而程据被诛（265～300）为止，晋太医令一职均系程据担任，则叔和所任乃魏太医令，其事益明。至于仲宣与王叔和同归曹操，担任魏太医令，并随军侍于左右等说，尚缺少有力的证据。不过，贾得道认为，皇甫谧若为西晋人，似不应冠以"近代"二字。如《巢氏病源》引皇甫谧论寒石散时说"近世尚书何晏"，指的就是三国时魏的尚书。所以王叔和很可能是魏的太医令。若真如此，则叔和在任魏太医令时整理撰次仲景遗论，与仲景几乎耳目相接，且与仲景弟子卫汛亦有交谊，则叔和乃深知仲景者，这对于考信仲景遗著，颇有意义。

## 2. 晋太医令说

据史料记载，晋代官职不设太医令，而有太医史（亦可称太医丞），"史（丞）"其上不再置太医令。晋代也无太医司马。"司马"为武职，"史"为文职，二者地位平等。例如，唐朝名相房玄龄《晋书·卷三·武帝纪》称程据为太医司马，而卷三十一《惠贾皇后传》、卷五十三《愍怀太子传》、《晋中兴书》等称程据为太医令。《晋书》记载，晋朝自公元265年建立，首任太医令由程据担任。后因与贾后合巴豆杏仁丸害愍怀太子，于元康元年（291年）被处死。假设王叔和为晋第二任太医令，则皇甫谧已死数年，显然不会在《甲乙经·序》中提到近代太医令王叔和。因此，此说尚难成立。

## 3. 先魏后晋太医令说

由于程据在《晋书》中无传，《太平御览》卷七二二中关于程据的事迹并非辑录原文，而是作者根据分散在《晋书》各篇中的有关材料编辑而成的。《晋书·世祖武帝本纪》明确记载，程据献雉头裘并不是西晋泰始元年（265），而是咸宁四年（278），并且程据直到咸宁四年还只是"太医司马"，并不是太医令。咸宁四年离泰始元年已相隔13年，在这13年中，太医令定当另有他人。依据上文分析，王叔和在公元265年后仕第一任西晋太医令，是完全有可能的。而这种结论的前提是王叔和也可能为西晋第一任太医令，进一步说，王叔和先仕魏太医令，后继仕西晋太医令。这就否定了认为王仲宣卒于甘露元年之前的所有观点。

由于资料匮乏，这里采信钱超尘先生的观点，"称其为晋太医令乃就其卒年言，称其魏太医令乃就其整理仲景遗著言"。

## （五）里籍考证

最早提出王叔和为高平人的是卫汛（见《千金要方·卷二十六·食治录》河东卫汛记）。但自宋代林亿等在《校定脉经》等序疏中将叔和定为"西晋高平人"始，叔和的籍贯问题始终悬而未定。历史上除现存的山西高平县外，安徽、甘肃、山东、湖南、江苏、河南均先后有过高平县的设置，其中安徽古高平县，废于东汉永平十五年（72）；湖南高平系孙皓执政（始于264年）后设置，此时卫汛早已亡故，亦可否定；比较难于确定的，是山东山阳郡高平县和甘肃安定郡高平县（今宁夏固原），后者于东汉末（或魏初）已废，故此地基本上可以排除。因此，王叔和的籍贯只能是山阳郡高平。然山阳高平属今何地，亦有不少分歧。近年来，中医药地域文化的传承和保护研究出现了一些新的取向，尤其在文化服务于经济的思潮影响下，山西、山东、湖北等地出现了名医故里之争，引起了学术界的充分重视。为避免主观臆测，牵强附会，兹将各家观点辑录于下。

### 1. 山西高平人

沈炎南《脉经校注》认为，叔和之籍贯，后世多认为是山西高平县。事实上，山西高平在两汉三国时都称为泫氏县，直至北魏时才改为高平县，故此说可基本否定。另有学者朱鸿铭从古地理学角度分析认为，山西高平在汉代设为泫氏县，晋代沿之，亦为泫氏县，到北齐时才将泫氏县改名高平，清代时属山西泽州府。北周时改高都郡置高平郡，治所在高都（今晋城东北），辖境相当今山西晋城、高平等县地，隋开皇初废。唐天宝、至德时又曾改泽州为高平郡。根据西晋的行政区划，西晋时只有一个高平，其地理位置根本不在今之山西。故而可以肯定，西晋的高平根本不是现在山西高平，而王叔和的籍贯也根本不是现在的山西省高平县。

至于说唐代甘伯宗为王叔和作"传"之时，山东的古高平已不存在（隋开皇即废），而山西的高平已存在三个朝代（北魏即设置），进而认为叔和乃山西高平人，实为后世割裂史料，主观臆测，牵强附会之说。至今山西《高平县志》以王叔和为该县人。

## 2. 山东高平人

《山东通志》卷一百三十六载："叔和高平人，官太医令。"然山阳高平属今何地，亦有不少分歧，有认为在今山东金乡西，有谓在今鱼台县东北等。考山阳高平为古之橐县，东汉章帝改为高平，该县原辖旧地已分属邹县、济宁、鱼台等，现介绍如下，以备参考。

### （1）山东邹县西南说

《后汉书·东平宪王传》章怀注曰："高平故城在邹县西南，汉为侯国，宣帝时封为高平侯，即此，故山阳之橐县也。"另据朱鸿铭、朱承山等考证，乾隆版《济宁直隶州志》卷三引《水经注》曰："泗水南过高平山，山东西十里，南北五里，高四里，与众山相连，其最顶上方平，故谓之高平山，县取名焉。"《后汉书》东平宪王传注：高平故城在邹县西南。邹县西南部属凫山山脉，新中国成立初期划为凫山县，后撤销，增设微山县，这里又划归微山县。《济宁直隶州志》卷十一载，橐城即高平城，在（金乡）县东北境，汉代属山阳郡，王莽改为高平，以高平山得名，后汉因之。据此，高平县以有高平山而得名。高平县位于高平山以北，在泗汇流处以东。从两河流向看，汇流处当在南阳湖中部，即郭里集（今邹县境）正西。由于高平县治处于今日数县交界地，且它的辖区又辐射至今日微山、滕州、济宁南部诸地，王叔和的籍贯并不排除在邹县以外的可能性，在没找到王叔和是今日哪县哪庄的可靠证据之前，把他的籍贯定为县治（今日属县）的做法还是顺乎情理的。

1972 年，邹县西南郭里集公社独山村曾发掘西晋刘宝墓。墓志铭碑记载："晋故侍中使持节安北大将军领护乌丸校尉都幽州并州诸军事关内侯高平刘公之铭表公讳宝字道真永康二年正月。"按当时西晋二世司马忠时惯例，人死后葬归故里，这又为此地为高平提供了可靠的佐证。进一步说，古高平县相当今之邹县郭里集到微山县两城（地名）这一范围，王叔和籍贯即今之山东省邹县与微山县两城之间。

### （2）山东微山说

贾以仁撰文认为，王叔和为今山东省微山县人。西晋时，高平在兖州境内，但此时的兖州并非现在山东的兖州。现在山东兖州所在地，在后汉、曹魏时为兖州山阳之瑕丘县、西晋时废的一小块所辖地，现在也只是山东省济宁地区所辖的一个县城而已。不能将古之兖州与今之山东兖州混为一谈。不能因为高平属古兖州，便认为高平在今山东兖州。西晋的高平故城在今山东省济宁地区微山县西北、独山湖北的两城一带。

### （3）山东兖州说

宋大仁考证认为，山阳高平，在今山东兖州。据《汉书·地理志》记载：山阳郡，故景帝十六年（前141）别为山阳国，武帝建元五年（前136）别为郡县二十三属兖州。《后汉书·郡国志》记载，山阳郡境内包括十城，高平是其一。又据洪亮《补三国疆域志》：山阳郡，汉置，魏领县七，高平是其中之一。可见汉魏时之高平，即山东山阳高平。在山西晋城县东北之高平，汉时名为泫氏县，北魏改泫氏县置长平郡，至北齐时始改名高平，清属山西泽州府，所以现在的山西高平县，在汉魏时代，还没有名为高平。所以王叔和是山东山阳高平人。此文发表后不久，宋大仁在与朱鸿铭书信交流中，进一步将他的"山东兖州说"完善为"山东邹县西南说"。

### （4）山东济宁郊区说

茹东民等认为，《水经注》中所述之高平是山东境内高平县最早见于经史者。高平县赖以命名的高平山属凫山山脉，高平故城在今微山县西北、邹县西南、济宁郊区东南之交界处。另据时人考论结果，叔和与王仲宣同族、同龄。王仲宣于建安二十一年（217）从征吴道卒，葬于亢父城南家族墓地（今济宁市郊区喻屯乡城南张村东南，蔡河北岸）。顺此，王叔和籍贯应为今济宁市郊区喻屯乡城南张村一带。

1986年8月25日，由济宁市中医学会、兖州矿务局中医分会、邹县中医学会组织发起，在邹县召开了"王叔和里籍论证暨中医学术报告会"。经过讨论，与会的医史专家、学者就几年来的文献考证、实地考察资料作了充分论证，最后一致认为，王叔和的里籍是今邹县西南部郭里乡至微山县西北两城乡一带。应算是定论。另有学者孔健民认为，王叔和的本籍应为山阳郡高平县，其城在今山东省鱼台县东北，证据尚不足。

近年来，山东中医药大学中医文献研究所基于地域性医学学派的形成特点，认为脉学流派由齐派医家首先倡立，继而由西晋王叔和发展。此举将重心放在研究脉学的形成以及《脉经》对中医学术的重要贡献上，使中医药学在优良的传承方式中得以继承和发展，值得借鉴。

### （六）避疫侨寓

按照"魏太医令"的线索，王叔和与王仲宣归操后即侍曹操父子左右。建安二十一年（216），王仲宣"从操征吴"。建安二十二年（217），"是岁大疫"。其疫情之重，可由曹操于建安二十三年（218）所下的命令得知。其令云："去冬天降疫疠，民有凋伤，军兴于外，垦田损少，吾甚忧之。其令吏民男女：女年七十以上无夫子，若年十二以下无父母兄弟，及目无所见，手不能作，足不能行，而无妻子父兄产业者，廪食终身。幼者至十二止，贫穷不能自赡者，随口给贷。老耄待养者，年九十以上，复不事，家一人。"（陈寿《三国志》）

这道命令不仅证明建安二十二年的"大疫"确实存在，且说明当时的疫情已影响到经济生产，故有"垦田损少"之言，并且造成许多孤寡老弱待养的局面。曹植《说疫气》一文，谈及该年疫情亦言："建安二十二年，疠气流行，家家有僵尸之痛，室室有号泣之哀。或阖门而殪，或覆族而丧。或以为疫者，鬼神所作。夫罹此者，悉被褐茹藿之子，荆室蓬户之人耳。若夫殿处鼎食之家，重貂累蓐之门，若是者鲜焉。此乃阴阳失位，寒暑错时，是故生疫，而愚民悬符厌之，亦可笑也。"

由文中所言"或阖门而殪，或覆族而丧"，可知当时疫情之重。至于曹植以社会经济地位的高下或生活条件的优劣（衣、食、住之条件）论述当时人感染疫疠机会的不均等，虽然不无道理，但是，事实上，当时高官厚禄者染疫而亡者似乎也不在少数，如曹丕于建安二十三年（218）写给其友朝歌令吴质的信中便说："昔年疾疫，亲故多离其灾。徐陈应刘，一时俱逝，痛可言邪？"（陈寿《三国志》）

曹丕的"亲故"，怎么可能"悉被褐茹藿之子，荆室蓬户之人"呢？而其所言"徐陈应刘"，即指文学史上"建安七子"中的徐干、陈琳、应玚和刘桢，这四人皆出身于官宦之家，亦难逃其害。至于王粲，其实也在建安二十二年因"从征吴"，南下途中"道病卒"。至于死亡原因，虽非"眉落半年而死"，确应为感染疾病则无可疑。

据此推测，建安二十二年"大疫"之后不久，王叔和除搜集扁鹊、仓公、华佗等古代医家有关脉学著述之外，开始留心收集张仲景遗论，尤其对于《伤寒杂病论》之《伤寒论》部分所下功夫最深。至建安二十五年，曹操病死，其子曹丕即位为魏王，同年十月，汉献帝让位，曹丕称帝，是为魏文帝，定都洛阳。曹丕在改朝换代之际，对职官制度进行了若干重要改革，推行"九品官人法"，造成了"上品无寒门，下品无士族"的门阀士族垄断政权的局面。王叔和虽有才德，却无家世，仕途渐渐不顺，最终脱身于官场，寄情于医学。综合地理位置、居住环境等因素，王叔和选择流寓于湖北新洲，济世活人。其间除了四处收集仲景遗论之外，不遗余力搜集扁鹊、仓公、华佗等古代医家有关脉学著述，加以整理，重新进行编排，开始撰著《脉经》。

## （七）人文史料

王叔和卒后，乡众感其德，为之筑墓、立碑、建庙、塑像等，为叔和生平之研究提供了一些史料。

### 1. 药王庙

元、明两代，民间盛建药王庙。目前所知，北京西药王庙、北京先医庙、河北涿县药王庙、杭州药王庙、广州市越秀山麓神农庙均有王叔和塑像，位列第四。

### 2. 墓葬

从目前有证可考的叔和墓址有两处。一处在麻城。1961 年 6 月，新洲县人委卫生科调查，据悉其坟址名老爷山，位于新县边缘（在该县徐古区六合公社，土改时划归麻城县之白果公社），后人称为药王坟。《麻城县志》前编卷十五记载："名医王叔和墓在县南三十里之青龙区，后人钦慕，名其地为药王冲。"现场调查报告示：墓前的建筑物已被拆毁。规模表面呈现不大，式样古老坚固。相传由皇家主持，厚礼安葬，分为前后两层，棺椁是铁链吊起的，里面还有殉葬的东西。墓前原有两块石碑，一块已破碎，另一块下落不明。现在墓的本身还有两个圹洞存在，洞深约七八尺，高约四五尺，洞底的石板平铺，周围的砖墙围墙已破坏。另一处在今襄樊市郊南约 5 公里岘山脚下，后人钦慕，名其地为"药王冲"。墓前曾有石碑两块：一块系明朝隆庆六年（1572），良医正江西浮梁凤冈金尧谟立，范于野题书。另一块是民国二十（或云二十一）年（1941），国民党五十一师师长范石生驻防襄阳时立，其亲笔题"晋太医令王叔和墓"，同时用青石铺砌墓地，周围安装石栏杆，十分壮观，惜"文化大革命"时已毁灭无遗。1983年冬，襄樊市文物管理局重新立碑，文管局张凡主任书"晋太医令王叔和墓"碑字。此碑坐西，面东，高 180 厘米，宽 67 厘米，厚 19 厘米。

### 3. 画像

王叔和画像，在清乾隆刊《药性赋》和日本《医仙图赞》等书中均有记载。近代有宋大仁和蒋兆和的绘像（《伟大医药学家画像》第一辑）。1962年秋，宋大仁又据新洲县药王庙中王叔和塑像，结合其性格、品德、官职等记载，加以考证，重为王叔和造像，比以往的画像为佳。

### 4. 王氏族谱

新洲县徐古区六合公社的王氏宗祠，藏有王氏族谱。该谱编于道光二年，由王氏族长王士毅外甥蔡（金奇）古松氏（进士）主编，与该族通文字者十余人编辑而成。初编完成后，只有写本，经五十余年，至光绪四年，始行刊印，于1917年续修，1943年第三次修订。宋大仁按：查阅新洲王氏族谱所载，元明以下之事颇详，元明以上之事去古较远，证据似显不足，斯谱能否称为信谱，有待进一步研究。

# 王叔和

## 著作简介

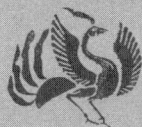

王叔和所撰《脉经》10卷，《隋书·经籍志》《宋史·艺文志》均有著录。另据史料记载，署名王叔和的著述很多，主要集中于对仲景学说以及脉学的论述。计有《张仲景方》15卷、《张仲景辨伤寒》10卷、《王叔和论病》6卷、《脉诀》1卷、《脉赋》1卷、《孩子脉论》1卷、《脉诀机要》3卷、《脉诀发蒙》3卷、《小儿脉诀》1卷、《脉诀须知》5卷、《脉诀图要》6卷、《脉诀评释》8卷、《脉影指归图说》2卷等。以上诸书或已亡佚，或托名叔和，难以确考。

# 一、《脉经》

《脉经》十卷，《隋书·经籍志》《宋史·艺文志》均有著录，得到医家的一致肯定。大体内容如下：

第一卷，15篇，6295字，约占全书字数的7%。其内容细目包括：脉形状指下秘决、平脉早晏法、分别三关境界脉候所主、辨尺寸阴阳荣卫度数、平脉视人大小长短男女逆顺法、持脉轻重法、两手六脉所主五脏六腑阴阳逆顺、辨脏腑病脉阴阳大法、辨脉阴阳大法、平虚实、从横逆顺伏匿脉、辨灾怪恐怖杂脉、迟疾短长杂脉、平人得病所起脉、诊病将差难已脉。本卷为论脉专篇。

第二卷，4篇，6709字，约占全书字数的7%。其内容细目包括：平三关阴阳二十四气脉、平人迎神门气口前后脉、平三关病候并治宜、平奇经八脉病。本卷亦为论脉专篇。

第三卷，5篇，9525字，约占全书字数的10%。其内容细目包括：肝胆部、心小肠部、脾胃部、肺大肠部、肾膀胱部。各篇又细分为"新撰""四时经""素问针经张仲景"三部分。本卷论五脏六腑之生理与病理。

第四卷，8篇，10421字，约占全书字数的11%。其内容细目包括：辨三部九候脉证、平杂病脉、诊五脏六腑气绝证候、诊四时相反脉、诊损至脉、诊脉动止投数疏数死期年月、诊百病死生决、诊三部虚实决死生。本卷亦论脉专篇。

第五卷，5篇，5516字，约占全书字数的6%。其内容细目包括：张仲景论脉、扁鹊阴阳脉法、扁鹊脉法、扁鹊华佗察声色要诀、扁鹊诊诸反逆死脉要诀。本卷论诸家脉法及察声色。

第六卷，11篇，10623字，约占全书字数的11%。其内容细目包括：肝病证、胆病证、心病证、小肠病证、脾病证、胃病证、肺病证、大肠病证、肾病证、膀胱病证、三焦病证。本卷论五脏六腑之病证。

第七卷，24篇，19905字，约占全书字数的21%。其内容细目包括：病不可发汗证、病可发汗证、病发汗以后证、病不可吐证、病可吐证、病不可下证、病可下证、病发汗吐下以后证、病可温证、病不可灸证、病可灸证、病不可刺证、病可刺证、病不可水证、病可水证、病不可火证、病可火证、热病阴阳交并少阴厥逆阴阳竭尽生死证、重实重虚阴阳相附生死证、热病生死期日证、热病十逆死日证、热病五藏气绝死日证、热病至脉死日证、热病损脉死日证。本卷论治法宜忌。

第八卷，16篇，13127字，约占全书字数的14%。其内容细目包括：平卒尸厥脉证、平痉湿暍脉证、平阳毒阴毒百合狐惑脉证、平霍乱转筋脉证、平中风历节脉证、平血痹虚劳脉证、平消渴小便利淋脉证、平水气黄汗气分脉证、平黄疸寒热疟脉证、平胸痹心痛短气贲豚脉证、平腹满寒疝宿食脉证、平五脏积聚脉证、平惊悸衄吐下血胸满瘀血脉证、平呕哕下利脉证、平肺痿肺痈咳逆上气痰饮脉证、平痈肿肠痈金疮侵淫脉证。本卷论杂病脉证。

第九卷，9篇，7710字，约占全书字数的8%。其内容细目包括：平妊娠分别男女将产诸证、平妊娠胎动血分水分吐下腹痛证、平产后诸病郁冒中风发热烦呕下利证、平带下绝产无子亡血居经证、平郁冒五崩漏下经闭不利腹中诸病证、平咽中如有炙脔喜悲热入血室腹满证、平阴中寒转胞阴吹阴生疮脱下证、平妇人病生死证、平小儿杂病证。本卷论妇人小儿杂病脉证。

第十卷，手检图二十一部，2986字，约占全书字数的3%。其内容细目包括：足三阳脉、足三阴脉、阳跷阴跷带脉、手三阴脉等，其内容有残缺。

# 二、《脉诀》

## （一）《脉诀》

《脉诀》之名，历代史志书目均有著录，多题为"王叔和"，故又名《王叔和脉诀》。南宋陈言在《三因极一病证方论》谓为"六朝人高阳生"。后经戴启宗、李时珍考证，是北宋熙宁（1069～1085）之前作品，北宋以后流行，甚至一度有"《脉决》出《脉经》隐"之说。据马继兴先生考察，此书论述内容、体例均与王叔和《脉经》不同，别系一家之言，故其撰年上限应在三国以后。至于此书撰年下限，至少在隋唐以前。另有学者认为《三因极一病证方论》中之"六朝"当为"本朝"之误，乃"六"与"本"字形相近所致。今据敦煌卷子P.3655《七表八里三部脉》和《青乌子脉决》两书对照，证明《王叔和脉决》撰年应在唐代以前；通过P.3287《亡名氏脉经第二种》所引《脉诀》也可佐证。

《脉诀》一书的特点在于以较通俗的歌诀形式阐述脉理，紧密联系临床实际。例如，《脉诀》将《脉经》中的"软脉"改名为"濡脉"，此后大多数医家都根据这种说法，把软脉改为濡脉；《脉诀》又去掉《脉经》中革、散、数三脉，增加了牢、长、短脉，也为24脉，即浮、芤、洪、滑、短、促、弦、紧、沉、伏、牢、实、微、涩、细、濡、弱、虚、长、缓、迟、结、代、动；《脉诀》自立"七表八里九道"，据《脉诀》载，七表脉为浮一芤二、滑三、实四、弦五、紧六、洪七。"一浮二芤"是指七表脉顺序，以此代表所有的脉。不过，后世对此多持否定态度。

关于《脉诀》的价值，尤其对脉义的理解以及文字的鄙浅等方面，后世颇有微词。如明·汪石山为刻元·戴同父之《脉诀刊误》，附以自著之《矫世惑脉论》一卷。明·吕复在《群经古方论》中批评高氏"谬立七表八里九道之目"。吴崑有《脉语》2卷，亦以攻《脉诀》而作。而清·李延昰之《脉诀汇辨》10卷最详。其就其书而订正之者，则有沈镜之《删注脉诀规正》4卷。另有信其书而为之作注者，则有明·张天成之《图注脉诀》4卷。可见虽为托名之作，但其影响乃是颇为深远的。

## （二）脉诀类

《脉诀》出世后，同类著作逐渐衍生，其中署名王叔和者，主要有如下数种：

### 1.《脉赋》

叶德辉《宋秘书省续编到四库阙书目》考证曰："王叔和脉赋一卷。辉按：《晁志》《宋志》作脉诀。《宋志》注云：'诀一作经。'清·钱谦益《绛云楼书目》著录为'脉赋六册'。清·季振宜《季沧苇藏书目》著录云'脉赋'。通真子亦为此书作注。《宋史·艺文志》著录曰'通真子续注脉赋一卷'等。"

### 2.《脉诀发蒙》

宋·郑樵《通志·艺文略》医方类·脉经细类下著录："王叔和脉诀发蒙三卷。"明·焦竑《国史经籍志》医家类·经论细类下亦著录："王叔和脉诀发蒙三卷。"

《中国分省医籍考》诊法类著录："《脉诀发蒙》三卷。晋王叔和。见宣统三年《山东通志》卷一百三十六《艺文·医家》。"

### 3.《脉诀提要》

明·朱睦㮮《万卷堂书目》："脉诀提要一卷。王叔和。"

### 4.《脉诀图要》

明·焦竑《国史经籍志》："脉诀图要六卷。王叔和。"明·朱睦㮮《万卷堂书目》："脉诀图要六卷。王叔和。"

### 5.《脉诀辨真》

清·徐乾学《传是楼书目》："晋王叔和脉诀辨真。四卷。一本。"

### 6.《孩子脉论》(《王氏叔和小儿脉诀》)

《宋史·艺文志》著录："孩子脉论一卷。"未著撰人。

《中国医籍考》："《王氏叔和小儿脉诀》佚。曾世荣曰：宣和御医戴克臣侍翰林日，得叔和《小儿脉诀》，印本二集。"

《中国分省医籍考》："《孩子脉论》一卷。晋王叔和。见乾隆三十九年《高平县志》卷十四《艺术》。"

关于上述历代史志书目著录医籍署名王叔和者，郭霭春先生认为："关于王叔和著作书目，除《脉经》确属叔和所著外，其他各书多为伪作。"

《脉诀》及《脉诀》类著作的刊刻与流行对叔和《脉经》产生了重要影响，主要体现在两个方面：其一，《脉诀》出而《脉经》隐；其二，引

《诀》而罪《经》。前者缘于叔和为世所信，后世故假托叔和之名；后者只图简易，不求实解，离经日远。因此后世对《脉诀》的批驳，不仅繁荣了学术，而且带动了脉学的普及与发展。

# 三、《张仲景（药）方》

《隋书·经籍志》著录："张仲景方十五卷。仲景，后汉人。"这是张仲景医书首次见于书目著录。《旧唐书·经籍志》著录："张仲景药方十五卷。王叔和撰。"首次提出"撰"者为王叔和，从而在史料上佐证了王叔和确曾撰次、整理仲景遗论。与《隋书·经籍志》相较，《旧唐书·经籍志》增一"药"字，仍为 15 卷，则《张仲景药方》即《张仲景方》。此外，黄逢元于《补晋书艺文志》曰："张仲景药方十五卷。王叔和编。见《旧唐志》。误题作叔和撰。《隋志》不著王叔和名氏。"至《新唐书·艺文志》著录："王叔和张仲景药方十五卷。"益加肯定了该书之撰次者为王叔和，绝无疑义。

据《宋史·艺文志》著录，《张仲景方》可分为两大部分：其一为《伤寒论》部分，即"张仲景《伤寒论》十卷""《金匮玉函经》八卷"。其二为《杂病》部分。据《宋志》考察，包括以下诸书:《张仲景脉经》《五脏荣卫论》《五脏论》《金匮要略方》《张仲景疗黄经》《口齿论》。因此，可以说《张仲景方》包括《伤寒》和《杂病》两部分主要内容是断无疑义的，即包括《伤寒杂病论》的全部内容或主要内容。张灿玾先生认为："盖此《张仲景方》当为叔和重新撰次仲景《伤寒杂病论》之遗书也。"钱超尘先生曾云:"《张仲景药方》十五卷，是仲景遗著最早传本，最近仲景《伤寒杂病论》原貌。"

近人余嘉锡《四库提要辨证》亦载:"嘉锡案，丁国钧《荷香馆琐言》卷上云：江宁濮部郎云依精医，为余言旗人邢味清得《伤寒论》真本……

邴盖得之于长沙医生蔡三先生某者。"光绪某年，蔡氏于古庙砖几石函中，"得书十五轴，则仲景《伤寒论》也，盖仲景所手书者。"嘉锡"以为蔡某所得者，盖即王叔和所撰次之传写本，不独非仲景手书，亦无所谓仲景真本也……今蔡某所得之《伤寒论》十五轴，明系王叔和所撰次之《张仲景药方》十五卷也。"由余氏之文观之，《张仲景方》15卷，至清末尚有抄本，然此传本今不知所在。尽管《张仲景方》难觅，但是王叔和收集仲景的《伤寒论》于散亡之余，还是有功无过的。

# 四、《张仲景辨伤寒》

《张仲景辨伤寒》之名，首见于《隋书·经籍志》"医方论七卷"条下："梁有《张仲景辨伤寒》十卷。"《新唐书·艺文志》著录：《伤寒杂病论》十卷。"宋·郑樵《通志·艺文略·医方类·伤寒细类》下著录：《张仲景伤寒论》十卷。晋王叔和编次。"宋·尤袤《遂初堂书目》著录："仲景《伤寒论》。"宋·晁公武《郡斋读书志》著录："仲景《伤寒论》十卷。右，汉张仲景述，晋王叔和撰次。"宋·陈振孙《直斋书录解题》著录：《伤寒论》十卷。汉长沙太守南阳张机仲景撰，建安中人，其文辞简古奥雅。又名《伤寒杂病论》，凡一百一十二方，古今治伤寒者，未有能出其外。"因为史载有此书，清代伤寒学者喻嘉言、方有执等认为，王叔和将张仲景原书次序完全颠倒，使人无法窥其原貌。近人余嘉锡《四库提要辨证》考证曰："盖叔和既撰仲景平生著述以为《药方》十五卷，又取《伤寒杂病》别行以为十卷。其后别行者，为后人所瞀乱，林亿等校之，即今之《伤寒论》，其本已失叔和之真。"

民国·谢观《中国医学源流论》中《金匮要略考证》一文指出："《伤寒

杂病论序文》自言凡十六卷，《隋书》不载此书。而注引梁《七录》有《张仲景辨伤寒》十卷。《唐书·艺文志》载《伤寒杂病论》十卷。案：卒病为杂病之讹……今诸篇皆冠以辨字，则《唐志》所谓《伤寒杂病论》者，实即梁《七录》所谓《辨伤寒》……《七录》《唐志》所载，皆其论伤寒之十卷，而《唐志》又以冒全书之名也。"谢观认为，《新唐志》著录之《伤寒杂病论十卷》即《隋志》之《张仲景辨伤寒》，而冒全书之名耳。

宋·王尧臣等奉敕撰，清·钱东垣等辑释《崇文总目》著录曰："《伤寒论》十卷。张仲景撰。王叔和编。"则知该书至宋犹存。至北宋仁宗、英宗两朝，林亿、孙奇"以为百病之急，无急于伤寒，今先校定张仲景《伤寒论》十卷，总二十二篇，证外合三百九十七法，除复重，定有一百一十二方。今请颁行"。从此，张仲景《伤寒论》即以官定传本形式流传至今。

# 五、其他著作

## （一）《王叔和论病》

《隋书·经籍志》"医方论七卷"条下著录："梁有……《王叔和论病》六卷……亡。"宋·郑樵《通志·艺文略·医方类·病源细类》下著录："《王叔和论病》六卷。"明·焦竑《国史·经籍志·医家类·经论细类》下著录："《王叔和论病》六卷。"

郭霭春《中国分省医籍考》方论类目下著录："《论病》六卷。晋王叔和。见宣统三年《山东通志》卷一百三十六《艺文·医家》。"

此书隋代已亡佚，其内容不得详考。清·姚振宗《隋书·经籍志考证》将此书归于经方类目之下，并撰文曰："梁有《王叔和论病》六卷，《张仲景评病要方》一卷，亡。……《晁氏读书志》:《金匮玉函经》八卷，汉张仲景撰，晋王叔和集。设答问杂病形证脉理，参以疗治之方。仁宗朝王洙得于馆中，用之甚效。合二百六十二方。案：此似即《王叔和论病》《张仲景评病要方》二书合并为佚者也。至宋王洙始得而传之。犹是王叔和编定《仲景方论》三十六卷中之一。其八卷者，疑《评病要方》是二卷也。"此后，姚氏进一步指出："南昌喻昌《尚论篇》曰：张仲景著《卒病伤寒论》十六卷。其《卒病论》六卷，已不可复睹。案：《王叔和论病》六卷，似即喻氏所谓《卒病论》，即在叔和所编三十六卷中也。后人与《评病要方》合为《金匮玉函经》八卷。"姚氏首先认为《王叔和论病》与《张仲景评病要方》二书即为后世之《金匮玉函经》，并推测《王叔和论病》即为张仲景《卒病伤寒论》十六卷中之《卒病论》六卷。此说有待详考。此外，黄逢元《补晋书艺文志》载："《论病》六卷，王叔和撰。见《七录》。元案：《御览》七百二十，引《高湛养生论》述叔和所云当即此论。"黄氏认为《高湛养生论》所引叔和语即出自《王叔和论病》。近人余嘉锡《四库提要辨证》亦云："《隋志》有《王叔和论病》六卷，卫汛、张湛所引，盖出于此书。"据此，我们可以略见《王叔和论病》一书之一斑。

### （二）《新集（书）病总要略》

《崇文总目辑释》著录："《新书病总要略》一卷，张叔和撰。侗按：《通志略》《宋志》并作《新集病总要略》。旧本'书'字疑误。"考《宋史·艺文志》著录："张叔和《新集病总要略》一卷。"宋·郑樵《通志·艺文略·医方类·病源细类》下著录："《新集病总要略》一卷，张叔和撰。"

日·丹波元胤《中国医籍考》方论类目下著录："《张氏叔和新书病总要略》，《宋志》'新书'作'新集'。《崇文总目》一卷佚。"以上书目均著录该书作者为"张叔和"。然清·丁国钧、丁辰《补晋书艺文志》医方类著录："《新书病总要略》一卷，王叔和。"黄逢元《补晋书艺文志》亦著录：

"《新集病总要略》一卷，王叔和撰。本《通志》。《崇目》'新集'作'集书'，疑误。"此二书目著录该书作者为"王叔和"。然此二书目一采自《崇文总目》，一采自《通志》，而《崇文总目》《通志》均著录为"张叔和"。不知是版本差异，还是讹误所致。清·姚振宗《隋书·经籍志考证》认为："《宋志》又有《张叔和新集病总要略》三卷，即《金匮要略》之异名。"有待详考。

# 王叔和

学术思想

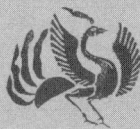

《伤寒论·平脉法》曾提出"上工望而知之，中工问而知之，下工脉而知之"。《脉经》是王叔和考核先贤遗文，摭拾群论而撰成，书中保存了晋以前大量的有关诊脉方法、脉象病机、脉诊意义等方面的资料，成为后世脉学研究的重要参考，而被后世列入中医经典著作之列。《脉经》虽以"脉"为名，但书中几乎转录了张仲景《伤寒杂病论》的全部内容，并成为《伤寒论》《金匮要略》的古传本之一。《脉经》成书后，古本多传，然讹误错出，经北宋林亿等人校刊后开始流行，终为医门之法律。

# 一、学术渊源

盖学问之道，有两途径而达：一为由流而溯源，一为由源而及流。由流而溯源者，源不得则中道而止，且歧路多，若稍有不慎，则易陷于歧路而不能自返。若由源而及流，则胸有定见，自有提纲挈领之功，虽支流纷繁，终能不为其所惑而不至于不知所从。叔和汇集整理前人脉学理论及同时期医家脉学观点，兼收并取，广征博引，形式上可算是"由源而及流"。综合近年研究结果，总体上来说，王叔和在脉学上的成就得到古今医家的普遍认可。首先有必要理清王叔和收集整理脉学知识的思想渊源。

## （一）《内经》

王叔和撰《脉经》，大量引用了《内经》的原文。据《脉经·序》所言："今撰岐伯以来，逮于华佗，经论要诀，合为十卷。"说明《脉经》一书继承了汉魏以前的脉学成就，系王叔和参引《内经》之旨，博采后世诸家之论说编撰而成。通过比较相关内容不难发现，王叔和撰著《脉经》中对

《内经》有关脉学的论述不仅是简单地引录，而是在一定的思想框架指导下进行重编。例如《脉经》研究脏腑、经络辨证的理论，较之《内经》内容已有很大丰富，形式上更趋系统完整，而明确分虚、实两证来进行讨论，分脏病、腑病和脏腑合病来加以探讨，使叙例分明，纲举目张，则更是一大进步。

## 1. 引《素问》之文

通过比较可以发现，《脉经》引用了《素问》中的第 10、17、18、19、20、22、28、32、80 等篇中的内容，并且这些内容经王叔和编排整理后集中置于《脉经》的卷三及卷六，散见于卷一、卷四及卷七。具体情况见表 1。

表 1 《脉经》引《素问》原文索引

| 《素问》 | 《脉经》 |
| --- | --- |
| 第 17 篇 | 卷一第 2、13 篇<br>卷六第 1、3、5、6、7、9 篇 |
| 第 18 篇 | 卷一第 13 篇<br>卷三第 1、2、3、4、5 篇<br>卷四第 1、2 篇 |
| 第 28 篇 | 卷一第 10 篇<br>卷七第 19 篇 |
| 第 19 篇 | 卷三第 1、2、3、4、5 篇 |
| 第 20 篇 | 卷四第 1 篇 |
| 第 22 篇 | 卷六第 1、3、5、7、9 篇 |
| 第 10 篇 | 卷六第 1、3、5、7、9 篇 |
| 第 80 篇 | 卷六第 1、5、7 篇 |
| 第 32 篇 | 卷七第 13、18、20 篇 |

### （1）引用形式之合并现象

正如表1所见，王叔和把《素问》不同篇的内容合并到《脉经》的同一卷或许多篇中。合并同一卷者，如《脉经》卷一当中，引用了《素问》的《脉要精微论》《平人气象论》《通评虚实论》三篇的内容；《脉经》卷六，引用了《素问》的《五脏生成》《脉要精微论》《脏气法时论》《方盛衰论》四篇的内容。合并同一篇者，如《脉经》卷一《迟疾短长杂病脉第十三》中，引用了《素问》中《脉要精微论》和《平人气象论》的内容；《脉经》卷三《肝胆部第一》一篇，引用了《素问》中《平人气象论》和《玉机真脏论》的内容。

### （2）引用形式之拆分现象

王叔和把《素问》中同一篇的内容，拆分到《脉经》的相同或不同卷中。拆分到相同卷，如《素问·五脏生成》云："赤脉之至也，喘而坚，诊曰：有积气在中……白脉之至也……青脉之至也……黄脉之至也……黑脉之至也……得之沐浴清水而卧。"这段论述五色诊断五脏病的内容，被拆分到《脉经》卷六《肝足厥阴经病证第一》《心手少阴经病证第三》《脾足太阴经病证第五》《肺手太阴经病证第七》《肾足少阴经病证第九》五篇中。又如《素问·玉机真脏论》云："黄帝问曰：春脉如弦，何如而弦……夏脉如钩，何如而钩……秋脉如浮，何如而浮……冬脉如营，何如而营……帝曰：四时之序，逆从之变异也，然脾脉独何主……则令人九窍不通，名曰重强。"这部分内容被拆分到《脉经·卷三》五篇当中。

拆分到不同卷，如《素问·脉要精微论》云："岐伯对曰：诊法常以平旦……夫脉者，血之府也……如弦绝，死。""心脉搏坚而长……肺脉搏坚而长……肝脉搏坚而长……胃脉搏坚而长……脾脉搏坚而长……肾脉搏坚而长……至令不复也。"这两部分内容，分别被拆分为《脉经》卷一第二及第十三篇和卷六第一、三、五、六、七、九篇。又如《素问·平人气象论》

的部分内容，被拆分到《脉经》的卷一、卷三和卷四当中。

《脉经》中所引《素问》的内容，绝大多数与《素问》原文相同，极少一部分在内容及个别字上有少许的出入。

①内容上的差异。《素问·脉要精微论》云："黄帝问曰：诊法何如？岐伯对曰：诊法常以平旦，阴气未动，阳气未散，饮食未进，经脉未盛，络脉调匀，气血未乱，故乃可诊有过之脉。"《脉经》中，"有过之脉"作"过此非也"。

《素问·脉要精微论篇》云："夫脉者，血之府也，长则气治，短则气病，数则烦心，大则病进，上盛则气高，下盛则气胀，代则气衰，细则气少，涩则心痛，浑浑革至如涌泉，病进而色弊，绵绵其去如弦绝，死。"《脉经》作"浑浑革革，至如涌泉，病进而危：弊弊绰绰，其去如弦绝者死。"其义较《素问》为胜。

②文字出入。《素问·脉要精微论》云："心脉搏坚而长，当病舌卷不能言；其软而散者，当消环自已。"《脉经》"散"作"渴"。

《素问·玉机真脏论》云："帝曰：春脉太过与不及，其病皆何如？岐伯曰：太过则令人善忘，忽忽眩冒而巅疾。"《脉经》"巅"作"癫"。

《素问·通评虚实论》云："帝曰：经络俱实何如？何以治之……故曰滑则从，涩则逆也。"《脉经》"从"作"顺"。

《素问·三部九候论》云："岐伯曰：形盛脉细，少气不足以息者危。"《脉经》"危"作"死"。

## 2.《脉经》引《灵枢》之文

通过比较发现，《脉经》引用了《灵枢》中的第1、3、4、5、8、10、19、20、35、42、43、71、74、80等篇中的部分或全部内容。并且这些内容经王叔和编排整理后，集中置于《脉经》的卷三及卷六中，散见于卷一、卷四及卷七。具体见表2。

表 2 《脉经》引《灵枢》原文索引

| 《灵枢》 | 《脉经》 |
|---|---|
| 第 74 篇 | 卷一第 15 篇<br>卷四第 1 篇 |
| 第 8 篇 | 卷三第 1、2、3、4、5 篇<br>卷六第 1、3、5、7、9 篇 |
| 第 4 篇 | 卷三第 1、2、3、4、5 篇<br>卷四第 1 篇<br>卷六第 2、4、6、8、10、11 篇 |
| 第 10 篇 | 卷三第 1、2、3、4、5 篇<br>卷六第 1、2、3、4、5、6、7、8、9、10、11 篇 |
| 第 1 篇 | 卷六第 1 篇 |
| 第 3 篇 | 卷六第 1 篇 |
| 第 5 篇 | 卷六第 1 篇 |
| 第 19 篇 | 卷六第 2、4、6、8、11 篇 |
| 第 35 篇 | 卷六第 1、2、3、4、5、6、7、8、9、10、11 篇 |
| 第 43 篇 | 卷六第 1、2、3、4、5、6、7、8、9、10 篇 |
| 第 42 篇 | 卷六第 1、3、5、6、7、9、10 篇 |
| 第 20 篇 | 卷六第 1、3、5、7、9 篇 |
| 第 71 篇 | 卷六第 3 篇 |
| 第 80 篇 | 卷六第 9 篇 |
| 第 23 篇 | 卷七第 13、18、20 篇 |

## （1）合并现象

王叔和将《灵枢》中的不同篇合并到《脉经》的相同段或相同篇或相

同卷。合并到相同段，如把《灵枢·邪气脏腑病形》和《灵枢·论疾诊尺》两篇中的部分内容，合并到《脉经·卷四·辨三部九候脉证第一》第十二段中；将《灵枢·邪气脏腑病形》和《灵枢·四时气》篇中的部分内容，合并到《脉经·卷六·胆足少阳经病证第二》篇第一段；将《灵枢·本神》和《灵枢·淫邪发梦》中的部分内容，合并到《脉经》卷六《肝足厥阴经病证第一》《心手少阴心经病证第三》《脾足太阴经病证第五》《肺手太阴经病证第七》《肾足少阴经病证第九》五篇中的第一段。

合并到相同的篇，如《脉经》卷三的五篇中，均合并了《灵枢·邪气脏腑病形》《灵枢·本神》和《灵枢·经脉》的部分内容；《脉经·卷四·辨三部九候脉证第一》篇中，合并了《灵枢·邪气脏腑病形》和《灵枢·论疾诊尺》两篇的部分内容；《脉经》卷六《肝足厥阴经病证第一》《心手少阴经病证第三》《脾足太阴经病证第五》《肺手太阴经病证第七》《肾足少阴经病证第九》五篇中，均合并了《灵枢·本神》《灵枢·经脉》《灵枢·五邪》《灵枢·胀论》《灵枢·病传》《灵枢·淫邪发梦》中的部分内容。

合并到相同的卷，如《脉经》卷三合并了《灵枢·邪气脏腑病形》《灵枢·本神》和《灵枢·经脉》中的部分内容；《脉经》卷四合并了《灵枢·邪气脏腑病形》和《灵枢·论疾诊尺》中的部分内容；《脉经》卷六合并了《灵枢·邪气脏腑病形》《灵枢·本神》《灵枢·经脉》《灵枢·四时气》《灵枢·五邪》《灵枢·胀论》《灵枢·病传》《灵枢·淫邪发梦》等篇中部分内容。

（2）拆分现象

将《灵枢》中的同一篇拆分到《脉经》的不同卷或篇中。如《灵枢·四时气》曰："腹中常鸣，气上冲胸，喘不能久立，邪在大肠……小腹控睾，引腰脊，上冲心，邪在小肠……善呕，呕有苦，长太息，心中澹澹，恐人将捕之，邪在胆……饮食不下，膈塞不通，邪在胃脘……小腹痛肿，不得小便，邪在三焦……取三里。"这段内容被拆分到《脉经》的《胆足少阳经病证第二》《小肠手太阳经病证第四》《胃足阳明经病证第六》《大肠手阳明经病证第八》《三焦手少阳经病证第十一》五篇当中；《灵枢·五邪》邪在五脏的内容，被拆分到《脉经》卷六的《肝足厥阴经病证第一》《心手少阴经病证第三》《脾足太阴经病证第五》《肺手太阴经病证第七》《肾足少阴经病证第九》五篇中。其他如《灵枢·胀论》《灵枢·病传》《灵枢·淫邪发梦》等篇，也存在类似情况，充分体现了《脉经》以脏腑分篇的特点。

拆分到《脉经》的不同卷，如《灵枢·邪气脏腑病形》中的五脏急甚和六腑病的内容，被拆分到《脉经》卷三诸篇和《脉经》卷六第二、四、六、八、十、十一篇；《灵枢·本神》中五脏情志过极及五脏所藏的内容，被拆分到《脉经》卷三诸篇和《脉经》卷六第一、三、五、七、九篇。《灵枢·经脉》和《灵枢·论疾诊尺》，也存在相似的情况。

《脉经》中照抄照搬《灵枢》的内容，除了很少一部分与原文有些出入外，绝大多数与原文一致。

如《脉经·卷三》在引用《灵枢·经脉》中论述五脏气绝的内容后，皆增加了五行相胜的内容。如"足厥阴气绝则筋绝……庚笃辛死，金胜木也。""手少阴气绝，则脉不通……壬笃癸死，水胜火也。""足太阴气绝，则脉不荣其口唇……甲笃乙死，木胜土也。""手太阴气绝，则皮毛焦……丙笃丁死，火胜金也。""足少阴气绝，则骨枯……戊笃己死，土胜水也。"

《脉经》引用《灵枢·病传》内容时，在原有文字的基础上又增加了临床表现。如《灵枢》中关于心发病后传变的描述是："病发于心，一日而之肺，三日而之肝，五日而之脾，三日不已，死。冬夜半，夏日中。"而《脉经》中则为："病先发于心者，心痛；一日之肺，喘咳；三日之肝，胁痛支满；五日之脾，闭塞不通，身痛体重；三日不已，死，冬夜半，夏日中。"从中明显可以看出，《脉经》比《灵枢》要详细的多。其他如肺、肝、脾、胃、肾、膀胱皆如此，只是在叙述肝、胃、肾和膀胱的传变时间上有少许的差异。如《灵枢》曰："病先发于肝，三日而之脾，五日而之胃，三日而之肾。三日不已，死。冬日入，夏蚤食。"而《脉经》中则为："病先发于肝者，头目眩，胁痛支满。一日之脾，闭塞不通，身痛体重。二日之胃，而腹胀。三日之肾，少腹腰脊痛，胫酸。十日不已，死。冬日入，夏早食。"

《灵枢·四时气》中"腹中常鸣，气上冲胸，喘不能久立"，《脉经》"常"作"雷"。《灵枢·邪客》中"心者，五脏六腑之大主也，精神之所舍也，其脏坚固，邪弗能容也，容之则心伤"，《脉经》"容"作"客"。《灵枢·经脉》中"足厥阴气绝，则筋绝……故脉弗荣，则筋急"，《脉经》"荣"作"营"。

### 3. 相关理论联系

#### （1）关于三部九候诊法的继承与发展

《内经》的诊法包括全身三部九候遍诊法、人迎寸口诊脉法和寸口诊法。《内经》中虽有独取寸口之说，但具体操作方法却十分简略，仅在《素问·平人气象论》中有寥寥数语："欲知寸口脉太过与不及。"另在其他篇章散见寸口与人迎气口对比的文字。

《难经》在《内经》的基础上，首次提出了"独取寸口"切脉法。如《难经·一难》曰："十二经皆有动脉，独取寸口以决五脏六腑死生吉凶之法，何谓也？然：寸口者，脉之大会，手太阴之动脉也……寸口者，五脏六腑之所终始，故法取于寸口也。"王叔和继承了"独取寸口"切脉法，并对之进行了发挥与完善。如对寸口三部定位方法，首次提出以腕后拇指侧高骨部位为关，关前为寸，关后为尺。可以说王叔和"独取寸口"的理论，是在《内经》《难经》的基础上，不断发展、完善起来的。

"三部九候"原是《内经》遍诊法的名称和方法，它是指切脉的部位有头、手、足三部，每部又各分有天、地、人三脉，三而三之，合而为九。

其以全身九个可触及的脉搏跳动部位为脉诊点，故称三部九候。如《素问·三部九候论》云："帝曰：何谓三部？岐伯曰：有下部，有中部，有上部，部各有三候，三候者，有天有地有人也，必指而导之，乃以为真。上部天，两额之动脉；上部地，两颊之动脉；上部人，耳前之动脉。中部天，手太阴也；中部地，手阳明也；中部人，手少阴也。下部天，足厥明；下部地，足少阴也；下部人，足太阴也。"《难经》沿用了这一称谓，但是赋予了新的含义，把它作为独取寸口脉的一个具体方法。其将寸口脉分为寸、关、尺三部，每部又分浮、中、沉三候。如《难经·十八难》曰："脉有三部九候，各何所主之？然：三部者，寸、关、尺也。九候者，浮、中、沉也。"

《脉经》中的"三部九候"与《难经》含义相同。如《脉经》卷四中指出："所谓三部者，寸关尺也。九候者，每部中有天、地、人也。上部主候从胸以上至头，中部主候从膈以下至气街，下部主候从气街以下至足。浮、沉、牢、结、迟、疾、滑、涩，各自异名，分理察之，勿忽观变。所以别三部九候，知病之所起，察而明之。"

（2）关于脉象规范的继承与发展

《内经》在成书的过程中吸收了大量的脉学素材，论及 40 多种脉象，分别阐述了各自的临床意义，尤其是对"四时五脏脉"特别重视。但是，这些脉象都缺乏明确的指下标准，没有明确的概念，也常易混淆。《脉经》卷一《脉形状指下秘诀第一》将脉象归纳为浮、芤、洪、滑、数、促、弦、紧、沉、伏、革、实、微、涩、细、软、弱、虚、散、缓、迟、结、代、动 24 种。对每种脉均提及了识别指标，并在正文之下附有参考说法。如芤脉正文为："浮大而软，按之中央空，两边实。"下有小注："曰手下无，两旁有。"王叔和在 24 脉名称之后，还提出了脉象归类的内容："浮与芤相类，弦与紧相类，软与弱相类，缓与迟相类。"提示学者须注意脉象的不同而区别对待，这为后人对脉象的分类打下了基础。此后，历代中医著述中对脉象的描述，均未离开《脉经》的基本范畴。对于不同脉象的临床意义，《脉经》也做了大量论述。除对脉象主病进行原则性概括，如"迟则为寒""缓则为虚""涩则少血"等内容外，王叔和还结合病证、病机、治疗等内容，对脉学进行了较为系统的总结。这反映出当时的脉学研究已达到较高水平。时至今日，这些宝贵的资料仍然在临床上有重要参考价值。

### （3）对女性月经生理的认识与发展

对月经生理的认识，首推《素问·上古天真论》。"女子七岁，肾气盛，齿更发长；二七而天癸至，任脉通，太冲脉盛，月事以时下，故有子……七七任脉虚，太冲脉衰少，天癸竭，地道不通，故形坏而无子也。"其不仅明确提出女子月经的初潮和绝经时间，还论述了月经与肾气的盛衰密切相关，提出肾藏精，主生殖，为先天之本，这是《内经》的基本观点。王叔和在继承这一观点的基础上，首次论述了月经以及月经量的多少与人体津液之间密切相关。他说："妇人常呕吐而胃反，若常多唾，其经又断，设来者必少。""问曰：有一妇人来诊，言经水少不如前者何也？师曰：曾更下利，若汗小便利者可。何以故？师曰：亡其津液，故令经水少。""妇人血下，咽干而不渴，其经必断，此荣不足，本自有微寒，故不引饮，渴而引饮者，津液得通，荣卫自和，其经必复下。"可见，大凡呕吐、下利、胃反、多唾等引起津液损伤者，必致经量减少；如果治不得法，误用发汗、利小便劫伤津液，亦能使经量减少。阴液不足，进而血枯，进一步发展至经断者，必待津液足、荣卫和而经水复通。这些论点是王叔和在长期临床实践中总结出来的，反映了他的学术思想，即阴津是形成经血的物质基础，阴津的盛衰直接影响月经的正常与否，告诫人们在临床上论月经的病机、治疗时要时刻顾及阴津。同时，王叔和还首次提出"避年""居经"的概念。如卷九《平带下绝产无子亡血居经证第四》中说："师曰：有一妇人，将一女子年十五所来诊，言女子年十四经水自下，今经反断，其母言恐怖……师曰：所以问者无他，夫人年十四时，亦以经水下，所以断，此为避年，勿怪，后当自下。"此篇还说："问曰：妇人妊娠三月，师脉之，言此妇人非躯，今月经当下……蓄烦满漏，月禀一经。三月一来，阴盛则泻，名名居经。"避年与居经作为特殊的生理性月经，得以从传统的"月经病"中区分开来，表明人们对妇女月经多样性的生理现象已获得新的认识，对临床诊断、鉴别诊断有一定的指导意义。

## （二）《难经》

《脉经》选录了《难经》的内容。《难经》与《脉经》两书相同内容达2700字，分别占《难经》全书的1/5强，《脉经》内容近1/2，而且二者编写体例如出一辙，证实《脉经·序》关于"今撰集岐伯以来，逮于华佗，经论要诀，合为十五卷"的可靠性。具体情况见表3。

表3 《脉经》引《难经》原文索引

| 《难经》 | 《脉经》 |
| --- | --- |
| 第1、2、3难 | 卷一第4篇 |
| 第4难 | 卷一第9篇 |
| 第5难 | 卷一第6篇 |
| 第6难 | 卷一第9篇 |
| 第8难 | 卷四第1篇 |
| 第9难 | 卷一第8篇 |
| 第14难 | 卷四第1、5篇 |
| 第20难 | 卷一第11篇 |
| 第24难 | 卷三第1、2、3、4、5篇 |
| 第27、28、29难 | 卷二第4篇 |
| 第48难 | 卷一第10篇 |
| 第56难 | 卷六第1、3、5、7、9篇 |

## 1. 引用形式

《脉经》虽参引《难经》原文较多，但引用的方式并不相同，可概括为以下几种：

### （1）原文照录

《脉经》所引《难经》诸文中，原文照录（仅个别字有差异）的占很大比例，如《难经·一难》《难经·二难》《难经·三难》中的内容全部被引用，而且在内容和次序上没有改变。

### （2）合并现象

《难经》中不同篇的内容被合并到《脉经》中，其中合并到一段的如《脉经·卷四·辨三部九候脉证第一》："上部有脉，下部无脉，其人当吐，不吐者死。上部无脉，下部有脉，虽困无所苦。所以然者，譬如人之有足，树之有根，虽枝叶枯槁，根本将自生。木有根本，即自有气，故知不死也。寸口脉平而死者，何也？然：诸十二经脉者，皆系于生气之原。所谓生气之原者，非谓十二经之根本也，谓肾间动气也。此五脏六腑之本，十二经之根，呼吸之门，三焦之原，一名守邪之神也。故气者，人根本也，根绝则茎枯矣。寸口脉平而死者，生气独绝于内也。"这一段论述是由《难经·十四难》中"上部有脉，下部无脉，其人当吐……故曰不死也"一段和《难经·八难》中"寸口脉平而死者，何也……生气独绝于内也"合并而成的。另外，《难经·四难》的部分内容，和《难经·六难》的内容，被合并到《脉经·卷一·辨脉阴阳大法第九》"心肺俱浮，何以别之……是阴阳虚实之意也"一段中。

合并到一篇的如《脉经·卷一·辨尺寸阴阳荣卫度数第四》所载"夫十二经皆有动脉，独取寸口，以决五脏六腑死生吉凶之候者，何谓也……是真脏之脉也，人不病自死"一篇，是由《难经·一难》"夫十二经皆有动脉，独取寸口，以决五脏六腑死生吉凶之候者，何谓也……太阴者寸口也，即五脏六腑之所终始，故法取于寸口"，《难经·二难》"脉有尺寸，何谓也……尺寸，始终一寸九分，故曰尺寸也"，《难经·三难》"脉有太过，有不及，有阴阳相乘，有覆，有溢，有关，有格，何谓也……是真脏之脉也，人不病自死"三篇内容组合而成。同样，《难经》中《二十七难》《二十八难》和《二十九难》的内容，被合并到《脉经·卷二·平奇经八脉病第四》的前三段。

（3）拆分现象

《难经》中同篇的内容被拆分到《脉经》的不同段或不同篇。

拆分到不同段，如《难经·四难》"脉有阴阳之法，何谓也……各以其所经所在，名病逆顺也"，被拆分到《脉经·卷一·辨脉阴阳大法第九》的前1、2、3段中。

拆分到不同篇，如《难经·十四难》"脉有损至，何谓也……脉有根本，人有元气，故知不死也"，被拆分到《脉经·卷四·辨三部九候脉证第一》和《脉经·卷四·诊损至脉第五》两篇中。《难经·二十四难》中"足少阴气绝……壬日笃，癸日死"五段内容，被拆分到《脉经》卷三五篇中。《难经·五十六难》中"肝之积名曰肥气，在左胁下……故知贲豚以夏丙丁日得之"五段内容，被拆分到《脉经》卷六《肝足厥阴经病证第一》《心手少阴经病证第三》《脾足太阴经病证第五》《肺手太阴经病证第七》《肾足少阴经病证第九》五篇中。

（4）重出现象

如《难经·十四难》中"上部有脉，下部无脉，其人当吐，不吐者死。上部无脉，下部有脉，虽困无所苦"一段，在《脉经·卷一·迟疾短长杂病法第十三》第六段和《脉经·卷四·辨三部九候脉证第一》第八段中重复出现。

## 2. 引用内容

《脉经》中所引《难经》的内容，绝大多数与《难经》原文相同，极少一部分在内容的增减、排列顺序及个别字上有少许的出入。

### （1）内容的增减

内容的增加，如《难经·二十四难》中"手少阴气绝，则脉不通，脉不通，则血不流……壬日笃，癸日死"一句，在《脉经》卷二中为"手少阴气绝，则脉不通。少阴者，心脉也。心者，脉之合也。脉不通，则血不流……壬笃癸死，水胜火也"。

内容的减少，如《难经·二十七难》中"脉有奇经八脉者，不拘于十二经，何也"一句，在《脉经·卷二·平奇经八脉病第四》中为"脉有奇经八脉者，何谓也"。《难经·四十八难》中"诊之虚实者，濡者为虚，牢者为实；痒者为虚，痛者为实"一句，在《脉经·卷一·平虚实第十》为"诊之虚实者，痒者为虚，痛者为实"。

### （2）排列顺序的不同

如《难经·二十难》中的"重阳者狂，重阴者癫"一句，在《脉经·卷一·从横逆顺伏匿脉第十一》中为"重阴者癫，重阳者狂"。《难经·二十八难》论述奇经八脉的顺序是：督脉—任脉—冲脉—带脉—阳跷脉—阴跷脉—阳维脉—阴维脉，在《脉经·卷二·平奇经八脉病第四》中的顺序是：阳维脉—阴维脉—阳跷脉—阴跷脉—冲脉—督脉—任脉—带脉。

### （3）文字出入

如《难经·二十八难》中"冲脉者，起于气冲"，在《脉经·卷二·平奇经八脉病第四》中为"冲脉者，起于关元"。《难经·五十六难》曰："肺之积名曰息贲，在右胁下，覆大如杯。久不已，令人洒淅寒热，喘咳，发肺壅。"《脉经》中"壅"作"痈"。

### 3. 相关理论联系

#### （1）脉诊理论的继承与发挥

寸关尺诊脉法始见于《难经》，但尚有许多问题没有解决。如《难经·二难》载："脉有尺寸，何谓也？然：尺寸者，脉之大要会也。从关至尺是尺内，阴之所治也；从关至鱼际是寸内，阳之所治也。故分寸为尺，分尺为寸。故阴得尺内一寸，阳得寸内九分，尺寸终始一寸九分，故曰尺寸也。"《难经·三难》则指出："脉有太过，有不及，有阴阳相乘，有覆有溢，有关有格，何谓也？然：关之前者，阳之动，脉当见九分而浮。过者，法曰太过；减者，法曰不及。遂上鱼为溢，为外关内格，此阴乘之脉也。关以后者，阴之动也，脉当见一寸而沉。过者，法曰太过；减者，法曰不及。遂入尺为覆，为内关外格，此阳乘之脉也。故曰覆溢，是其真脏之脉，人不病而死也。"其中所谓"关"只是寸与尺的分界线，而无长度，在诊断意义上只有寸为阳、尺为阴，或以浮沉划分脏腑所属。这些方面的问题在《脉经》中都得到了完善。

《脉经·卷一·分别三关境界脉候所主第三》论述的是寸口脉法中寸关尺的部位及阴阳出入，三部主候三焦的具体位置。书中描述谓："从鱼际至高骨，却行一寸，其中名曰寸口；从寸至尺，名曰尺泽，故曰尺寸。寸后尺前名曰关，阳出阴入，以关为界。阳出三分，阴入三分，故曰三阴三阳。阳生于尺动于寸，阴生于寸动于尺。寸主射上焦，出头及皮毛竟手。关主射中焦、腹及腰。尺主射下焦、少腹至足。"清楚地划分了寸关尺的部位和各自长度，即高处为关，关前为寸，后为尺，寸关尺全长为一寸九分。《难经》早已确定关的长度为六分，这样寸关各占六分，尺占七分，从而完善了《难经》寸口诊脉法，确立了寸关尺的具体部位。有关寸口三部脉分候脏腑问题，《脉经》在继承《难经·十八难》理论的基础上提出了新见解。

如《难经·十八难》曰："脉有三部，部有四经，手有太阴、阳明，足有太阳、少阴，为上下部，何谓也？然：手太阴、阳明金也，足少阴、太阳水也，金生水，水流下行而不能上，故在下部也。足厥阴、少阳木也，生手太阳、少阴火，火炎上行而不能下，故为上部。手心主、少阳火，生足太阴、阳明土，土主中宫，故在中部也。此皆五行子母更相生养者也。"《难经》以右尺候心包络与三焦，而《脉经》以右尺候肾与膀胱，并隐然包含有右尺候右肾、命门之意。《脉经》卷一《两手六脉所主五脏六腑阴阳逆顺第七》说："心部在左手关前寸口是也，即手少阴经也。与手太阳为表里，以小肠合为腑。合于上焦，名曰神庭，在龟尾下五分……肾部在右手关后尺中是也，足少阴经也。与足太阳为表里，以膀胱合为腑，合于下焦，在关元右。左属肾，右为子户，名曰三焦。"即左手寸关尺分别主心、肝、肾，右手寸关尺分别主肺、脾、肾。这一认识显然比《难经》进了一步。

关于脉之阴阳，《难经·四难》谓："浮者阳也，滑者阳也，长者阳也；沉者阴也，短者阴也，涩者阴也。"《脉经》不仅对《难经》做了大量的补充，而且描述了脉有"阳中之阳""阳中之阴""阴中之阴""阴中之阳""阴干阳""阳干阴"等。如《脉经·卷一·辨脏腑病脉阴阳大法第九》说："凡脉大为阳，浮为阳，数为阳，动为阳，长为阳，滑为阳，沉为阴，涩为阴，弱为阴，弦为阴，短为阴，微为阴。""寸口脉浮大而疾者，名曰阳中之阳。""寸口脉沉细者，名曰阳中之阴。""尺脉沉细者，名曰阴中之阴。""尺脉滑而浮大者，名曰阴中之阳。""尺脉牢而长，关上无有，此为阴干阳。""寸口脉壮大，尺中无有，此为阳干阴。"这大大丰富了《难经》关于脉之阴阳的内容。

关于如何从脉象上辨别脏腑病，《难经》是从脉之迟数阴阳上来划分的。如《难经·九难》曰："何以别知脏腑之病耶？然：数者腑也，迟者脏也。数则为热，迟则为寒。诸阳为热，诸阴为寒，故以别知脏腑之病也。"《脉经》在此基础上，还详细地论述了如何从脉象上辨别五脏病。如《脉经·第一卷·迟疾短长杂脉第十三》云："脉数则在腑，迟则在脏。脉长而弦，病在肝。脉小血少，病在心。脉下坚上虚，病在脾胃。脉滑而微浮，病在肺。脉大而坚，病在肾。"

**（2）关于奇经理论及脏腑俞募穴学说**

《脉经》对奇经学说作了颇多的补充发挥，除系统论述奇经八脉的循行起止外，对奇经发病的论述较《难经》有很大的扩展。其不仅具体描述了奇经发病的证候，而且针对奇经发病的临床表现，提出了适当的治疗措施。如《脉经·卷二·平奇经八脉病第四》中说："脉来中央浮，直上下痛者，督脉也。动苦腰背膝寒，大人癫，小儿痫也。灸项上三丸……脉来紧细实长至关者，任脉也。动苦少腹绕脐下引横骨，阴中切痛，取脐下三寸。"

有关脏腑之俞募穴，《难经·六十七难》只有"募在阴，俞在阳"六个字。《脉经》则阐述的较为详细。如：《脉经》卷三言："肝俞在背第九椎，募在期门；胆俞在背第十椎，募在日月。""心俞在背第五椎，募在巨阙；小肠俞在第十八椎，募在关元。""脾俞在背第十一椎，募在章门；胃俞在背第十二椎，募在太仓。""肺俞在背第三椎，募在中府；大肠在背第十六椎，募在天枢。""肾俞在背第十四椎，募在京门；膀胱俞在背第十九椎，募在中极。"其名称与部位均与现代所述相同，可见脏腑俞募穴理论到《脉经》已经较系统地建立起来了。

## （三）《伤寒杂病论》

王叔和的学术思想形成过程与张仲景密切相关。王叔和根据自己的理解，将《伤寒杂病论》分为《伤寒论》和《金匮要略》两部分，名为《金匮玉函经》。对此，后代医家褒贬不一。褒之者如宋·高保衡、孙奇、林亿等,《校正金匮玉函经疏》曰:"《金匮玉函经》与《伤寒论》同体而别名……细考前后,乃王叔和撰次之书……仲景之书,及今八百余年,不坠于地者,皆其力也。"金·成无己《注解伤寒论·序》曰:"晋太医令王叔和,以仲景之书撰次成叙,得为完秩。昔人以仲景方一部为众方之祖,盖能继述先圣之所作,迄今千有余年不坠于地者,又得王氏阐明之力也。"贬之者责其窜乱仲景原义,使后人无法得窥其原貌,如清·喻嘉言《尚论篇》曰:"仲景之道,人但知得叔和而明,孰知其因叔和而坠。"虽然各家对王叔和整理《伤寒杂病论》一书有不同的见解,但张仲景的《伤寒杂病论》在危急存亡之际仍然能够保存下来,使后人能一窥仲景之学,延续中国传统医学的命脉,王叔和可谓"功莫大矣"。

近年来,国内学者提出今本《脉经》的《伤寒杂病论》内容非王叔和原本所固有,认为从王叔和撰写的《脉经》序文、书名及其卷一至卷六论脉部分,已经将仲景著作中有关论脉的文字直接引用并明确标注等来看,卷七至卷九不应该收载有《伤寒杂病论》内容;王叔和确实整理过《伤寒杂病论》,但收录在《张仲景方论》一书,而不是《脉经》;孙思邈撰写《千金要方》时所看到的《脉经》也没有今本《脉经》的《伤寒杂病论》内容。今本《脉经》的《伤寒杂病论》内容,是在孙思邈《千金要方》之后、北宋校正医书所校勘《脉经》之前,为了使《脉经》这部纯理论著作广为流传,才将王叔和整理《伤寒杂病论》内容的《张仲景方论》的一个古传本径直加入《脉经》中。显然,王叔和《脉经》在《隋书·经籍志》已经著录,《新唐书》和《隋书》记载相同,《旧唐书》只载有2卷本,说明《脉经》在五代末及宋初留存甚少,有湮灭散佚的危险。究其原因,主要是当时雕版印刷术尚未普及,书籍流通颇为困难,加之在方书盛行的时代,以论脉为主要内容的《脉经》"市场需要"也很有限。为了使《脉经》广为流传，于是有"好事者"投"社会之所好"，而将王叔和整理《伤寒杂病论》内容的《张仲景方论》的一个古传本内容径直加入《脉经》中。

前文对王叔和著作考察中，曾提及《脉经》对于仲景学说阐发的问题，并没有展开讨论。本章借比较《脉经》中所见《伤寒论》《金匮要略》内容，予以讨论。

### 1.《脉经》引《伤寒论》之文

历史上，后代医家对王叔和编次《伤寒论》毁誉不一。誉之者认为，张仲景之学得王叔和之功而能保存下来，王叔和"功莫大矣"。例如《伤寒论》"三纲鼎立"之说，曾被认为是王叔和《脉经·卷七·病可发汗证第二》首次提出："脉浮而紧，浮则为风，紧则为寒，风则伤卫，寒则伤荣，荣卫俱病。"而毁之者则责备王叔和把张仲景原著之本来面目弄得模糊不清，认为王叔和在编次过程中，增入他自己编选的内容。如现行成无己本《注解伤寒论》中，包括《辨不可发汗病脉证并治》之后八篇，即是王叔和所增补。两种观点尖锐对立。

事实上，张仲景之《伤寒杂病论》确因有王叔和之编次而得以保存，即便次序在编修时有所错乱，亦不至于弄得如"错简派"所指责的那样，已非本来面目。现在流传于世的《脉经》，是经过北宋校正医书局林亿等校正后的传本，在对《脉经》进行修订时，除在编次体例上进行调整之外，又将王叔和收集《伤寒杂病论》中的部分条文进行了删削。如《脉经》卷九第三、五、九篇，均可见到"方见伤寒中"或"在伤寒中"之语。《脉经》卷七共24篇，其中17篇为《伤寒论》内容，有《伤寒论》条文398条中的315条。另有个别条文在《脉经》卷六中。方药为宋·林亿校正时所删去，少数条文仍留有方名。按治法分篇，如不可发汗、可发汗、不可下、可下等。《脉经》卷八共16篇，与《金匮要略》篇名相符者有15篇。

王叔和在《脉经》序中说："仲景明审，亦候形证。一毫有疑，则考校以求验，故伤寒有承气之戒，呕哕发下焦之问。"可见王叔和对仲景的推崇，以及在《脉经》中继续贯彻仲景脉证结合的主旨。故在《脉经》卷七最后专门注明"集仲景评脉要论"。

将《脉经》中所引《伤寒论》与今本《伤寒论》比较后可以看出，《脉经》中所引《伤寒论》的内容主要集中在卷七，散见于卷一及卷八（其中平脉法主要集中在卷一，辨脉法散见于卷八）。今本《伤寒论》是按三阴三阳篇排列的，而《脉经》则是按汗吐下可与不可体例进行编排的，其中汗吐下部分与今本《伤寒论》篇目相同，且次序一致；《脉经》中没有《伤寒例》内容，伤寒宜忌部分，《脉经》则远多于《伤寒论》；今本《伤寒论》中各方下均有药物组成、明确的计量及煎服方法，而《脉经》本中只列脉证、方名，未列方药组成及煎服方法。关于三阴篇条文，《脉经》没有列出专篇，但《伤寒论》三阴三阳篇中条文均能在《脉经》中找到，只是在文字、体例上有差别。例如《脉经》曰："太阳病，头痛发热，身体痛，腰痛，骨节疼痛，恶风，无汗而喘，属麻黄汤。"《伤寒论》则云："太阳病，头痛发热，身疼，腰痛，骨节疼痛，恶风，无汗而喘者，麻黄汤主之。"《脉经》中的体例为"属××汤"，而《伤寒论》中则为"××汤主之"。

（1）条文拆分

条文拆分即将《伤寒论》中的一条拆分为《脉经》中的两条，且拆分后归属于不同篇目中。如《伤寒论》第75条："未持脉时，病人叉手自冒心，师因教试令咳，而不咳者，此必两耳聋无闻也。所以然者，以重发汗，虚故如此。发汗后，饮水多必喘；以水灌之，亦喘。"被拆分为《脉经·卷七·病发汗以后证第三》第2条"未持脉时，病人叉手自冒心，师因教试令咳，而不咳者，此必两耳聋无闻也。所以然者，重发其汗，虚故也"和

《脉经·卷七·病不可水证第十四》第1条"发汗后，饮水多者，必喘，以水灌之，亦喘"。此外，《伤寒论》第71条被拆分到《脉经·卷七·病发汗以后证第三》第20条和《脉经·卷七·病可发汗证第二》第46条，《伤寒论》第131条被拆分到《脉经·卷七·病不可下证第六》和《脉经·卷七·病可下证第七》;《伤寒论》第194被拆分到《脉经·卷七·病不可下证第六》和《脉经·卷七·病发汗吐下以后证第八》等。

（2）合并现象

《脉经》还将《伤寒论》中的两条原文合并为一条。如《脉经·卷七·病不可发汗证第一》第24条"伤寒一二日至四五日，厥者必发热，前厥者后必热，厥深者热亦深，厥微者热亦微。厥应下之，而反发其汗，必口伤烂赤。病人脉数，数为有热，当消谷引食。反吐者，医发其汗，阳微，膈气虚，脉则为数，数为客阳，不能消谷，胃中虚冷，故令吐也。"来源于:《伤寒论》第335条"伤寒，一二日至四五日，厥者，必发热。前热者，后必厥。厥深者，热亦深；厥微者，热亦微。厥应下之，而反发汗者，必口伤烂赤"和第122条"病人脉数，数为热，当消谷引食，而反吐者，此以发汗，令阳气微，膈气虚，脉乃数也。数为客热，不能消谷，以胃中虚冷，故吐也"。是从以上两条中摘选内容合并而成。还有，《脉经·卷七·病发汗以后证第三》第19条"发其汗不解，而反恶寒者，虚故也，属芍药甘草附子汤。不恶寒但热者，实也，当和其胃气，宜小承气汤。"来源于《伤寒论》第68条"发汗，病不解，反恶寒者，虚故也，芍药甘草附子汤主之"和第70条"发汗后恶寒者，虚故也。不恶寒，但热者，实也，当和胃气，与调胃承气汤"。由以上两条合并而成。

（3）节选现象

《脉经》将《伤寒论》中某一条文节选其中，有节选上段者，有节选下段者，而成为"可"与"不可"篇中的条文。如《伤寒论》第 23 条曰："太阳病，得之八九日，如疟状，发热恶寒，热多寒少，其人不呕，清便欲自可，一日二三度发。脉微缓者，为欲愈也。脉微而恶寒者，此阴阳俱虚，不可更发汗、更下、更吐也；面色反有赤色者，未欲解也，以其不能得小汗出，身必痒，宜桂枝麻黄各半汤。"其上段节选成为《脉经·卷七·病不可发汗证第一》条："太阳病，得之八九日，如疟状，发热而恶寒，热多寒少，其人不呕，清便续自可，一日再三发，其脉微而恶寒，此为阴阳俱虚，不可复发汗也。"又如《伤寒论》第 91 条言："伤寒，医下之，续得下利清谷不止，身疼痛者，急当救里；后身疼痛，清便自调者，急当救表。救里宜四逆汤，救表宜桂枝汤。"其下段节选成为《脉经·卷七·病可发汗证第二》："下利后，身体疼痛，清便自调，急当救表，宜桂枝汤。"另外，《伤寒论》的第 16、48、142 等 17 条，也同样出现节选现象。

### （4）重出现象

由于《伤寒论》的某些条文本身就包含多层意义，所以《伤寒论》的某一条文在《脉经》"可"与"不可"篇中多次重复出现。如《伤寒论·卷三·辨太阳病脉证并治中第六》第 36 条曰："太阳与阳明合病，喘而胸满者，不可下，宜麻黄汤。"因其既包含了可发汗的意思，又有不可下的意思，因此在《脉经·卷七·病可发汗证第二》第 36 条曰："太阳与阳明合病，喘而胸满者，不可下也，属麻黄汤。"《脉经·卷七·病不可下证第六》则重复出现。《伤寒论》第 117、153、284、380 条，在《脉经》"可"与"不可"篇也重复出现。

### （5）增减现象

《脉经》在抄录《伤寒论》条文时，增加或减少条文中的文字，以适应"可"与"不可"编写体例的需要。如《伤寒论》第 44 条曰："太阳病，外证未解，不可下也，下之为逆。欲解外者，宜桂枝汤。"为适应"可发汗"，将"不可下也，下之为逆"删掉，而成为《脉经·卷七·病可发汗证第二》的内容。《伤寒论》第91条言："病发热头痛，脉反沉，若不瘥，身体疼痛，当救其里，四逆汤方。"为适应"可温"治法而加上"宜温药"三字，成为《脉经·卷七·病可温证第九》中"师曰：病发热头痛，脉反沉，若不瘥，身体更疼痛，当救其里，宜温药，四逆汤"。《伤寒论》的第91、171、325条也出现上述增减现象。

初步统计，《脉经·卷七》"可"与"不可"篇中，有179条与今本《伤寒论》一致（仅个别条文文字、方药有差异）。

（6）文字出入

将《脉经》与今本《伤寒论》条文逐一对照，明显可见条文中的个别文字，《伤寒论》中具备而《脉经》中删减。如今本《伤寒论》"桂枝加芍药生姜各一两人参三两新加汤"，《脉经》则为"桂枝加芍药生姜人参汤"；今本《伤寒论》中"大承气汤"及"调胃承气汤"，在《脉经》中均作"承气汤"；《伤寒论》中因避讳或其他原因改动的字，在《脉经》中保持原样。例如大怒无刺、新内无刺等忌刺论述，见于《脉经·病不可刺证第十二》，今本《伤寒论》中则无。还有的条文虽然有些字不同，但表达的意思一样，如今本《伤寒论》中"发汗"，在《脉经》中作"攻其表"。今本《伤寒论》中便硬的"硬"字，《脉经》中作"坚"。通过以上比较可以看出，《脉经》与今本《伤寒论》最明显的差异在体例上，究竟哪种体例为《伤寒论》原貌，各医家颇有争论。如田思胜等通过比较宋本《伤寒论》与宋前《伤寒论》传本，认为《伤寒论》原貌并非按三阴三阳病篇序列，而是按汗吐下可与不可体例进行编排。而杨佃会通过对《脉经》与《伤寒论》"可"与"不可"条文的对勘比较，认为王叔和在撰写《脉经》时把散在于仲景三阴三阳六经辨证条文中关于"可"与"不可"的条文加以"重集",按"可"与"不可"类别进行重新排列,即认为《伤寒论》原貌是按三阴三阳病篇序列的。尽管笔者比较赞同杨的说法,但此问题仍然需要进一步的研究探讨。

## 2.《脉经》引《金匮要略》之文

据崔锡章考定,《脉经》中共有《金匮要略》条文282条,约占其书除杂疗方外399条的70%左右,并广及《金匮要略》卷一至卷二十二。这些条文相对集中于《脉经》的卷八(228条),散见于卷三(5条)、卷六(13条)、卷九(36条)。《金匮要略》之卷上二、四、五、八、十、卷中十四、十五、二十,卷下二十一、二十二的内容,全部或基本保存于《脉经》之中。具体而言,可分为以下几类。

### (1)文字相同

如果把两书共有的条文进行比较,就会看出在282条中,内容文字完全相同的条文共40余条。如《脉经》卷八之"太阳病,发热汗出,而不恶寒者,名柔痉",《金匮要略·痉湿暍病脉证治第二》所载与其完全相同。

### (2)内容出入

这种情况较少,只有3条。《脉经·卷八·第三》有2条,《脉经·卷九·第三》有1条。如《脉经·卷八·第三》曰:"阳毒为病,身重,腰背痛,烦闷不安,狂言,或走,或见鬼,或吐血下痢,其脉浮大数,面赤斑斑如锦文,喉咽痛,唾脓血。五日可治,至七日不可治也。有伤寒一二日,便成阳毒,或服药,吐下后成阳毒,升麻汤主之。"《金匮要略·百合狐惑阴阳毒病脉证治第三》则作:"阳毒之为病,面赤斑斑如锦文,咽喉痛,唾脓血。五日可治,七日不可治,升麻鳖甲汤主之。"

另有内容出入较小者,有230余条。这类条文均为文字略有差异,或顺序排列不同,但大多不影响对条文内容的正确理解。如《脉经·卷八·第二》曰："太阳病，发其汗，因致痓。"《金匮要略·痓湿暍病脉证治第二》则作："太阳病，发汗太多，因致痉。"又如《脉经·卷八·第三》曰："百合之为病，其状常默默欲卧，复不能卧，或如强健人，欲得出行，而复不能行，意欲得食，复不能食，或有美时，或有不用闻饮食臭时，如寒无寒，如热无热，朝至口苦，小便赤黄，身形如和，其脉微数，百脉一宗，悉病，各随证治之。"《金匮要略·百合狐惑阴阳毒病脉证治第三》则作："百合病者，百脉一宗，悉致其病也。意欲食复不能食，常默然，欲卧不能卧，欲行不能行，欲饮食，或有美时，或有不用闻食臭时，如寒无寒，如热无热，口苦，小便赤，诸药不能治，得药则剧吐利，如有神灵者，身形如和，其脉微数。"

（3）拆分现象

分析《脉经》中所引《金匮要略》条文，可以看到，有时《金匮要略》中的一条在《脉经》中，已被离析为两条或三条，出现在相同篇或不同篇中。

拆分到相同篇，如《金匮要略·肺痿肺痈咳嗽上气病脉证治第七》"问曰：热在上焦者，因咳为肺痿……数实者为肺痈"这段文字长达116字，论述的是肺痿病因及虚实之热造成的肺痿、肺痈，而在《脉经·卷八·第十五》当中，虽保留有这段文字，却被离析为三条，并在当中插入了论述肺痿证的其他条文。

拆分到不同篇，如《金匮要略·五脏风寒积聚病脉证并治十一》"师曰：热在上焦，因咳为肺痿；热在中焦者，则为坚；热在下焦者，则尿血，亦令淋秘不通。大肠有寒者，多鹜溏；有热者，便肠垢。小肠有寒者，其人下重便血；有热者，必痔"论述三焦病证和大小肠的寒热证，而在《脉经》当中被离析为三条，分别保留在卷六"三焦手少阳经病证""大肠手阳明经病证""小肠手太阳经病证"中。

（4）合并现象

有时，《脉经》中的某一段条文是对《金匮要略》两条或三条内容的组合。其将分布在《金匮要略》不同篇的内容合并成某段条文，或者是将《金匮要略》相同篇的内容合并成某一段条文。

不同篇的内容合并成《脉经》中的某一段条文，如《脉经·卷八·第十五》曰："夫病吐血，喘咳上气，其脉数，有热，不得卧者，死。上气面浮肿，肩息，其脉浮大，不治，又加利尤甚。上气躁而喘者，属肺胀，欲作风水，发汗则愈。"这是由《金匮要略·惊悸吐衄下血胸满瘀血病脉证治第十六》"夫吐血，咳逆上气，其脉数而有热，不得卧者，死"，《金匮要略·肺痿肺痈咳嗽上气病脉证治第七》"上气面浮肿，肩息，其脉浮大，不治，又加利尤甚"，及《金匮要略·肺痿肺痈咳嗽上气病脉证治第七》"上气躁而喘者，属肺胀，欲作风水，发汗则愈"三条组合而成。

相同篇的内容合并成《脉经》中的同一段条文，如《脉经·卷八·十一》曰："夫脉浮而紧乃弦，状如弓弦，按之不移。脉数弦者，当下其寒。胁下偏痛，其脉紧弦，此寒也，以温药下之，宜大黄附子汤。"此条是由《金匮要略·腹满寒疝宿食病脉证治第十》"其脉数而紧，乃弦，状如弓弦，按之不移。脉数弦者，当下其寒"及"胁下偏痛，其脉紧弦，此寒也，以温药下之，宜大黄附子汤"两条组成。

（5）重出现象

《金匮要略》中的某个条文，因其本身含有多种意思，在《脉经》中会重复出现。如《金匮要略·肺痿肺痈咳嗽上气病脉证治第七》之"热在下焦者，则尿血，亦令淋秘不通"一条，病变部位属于下焦，而其病证表现为小便的异常，故在《脉经》卷六"三焦手少阳经病证第十一"和《脉经》

卷八"平消渴小便利淋脉证第七"中两度出现。

## （6）增减现象

有时为使条文简练，在不影响原文文义的情况下删除部分文字。其中最明显的，是《脉经》一书中保留的15条《金匮要略》条文之下，被删除了四逆汤、小承气汤、大承气汤、栀子豉汤、干姜苓术汤、麻子仁丸、甘草汤、越婢汤、大青龙汤、赤小豆当归汤及瓜蒂散11个方名。

相反，有时在《金匮要略》条文的基础上增加一部分内容，使条文内容更加完善。如《金匮要略·五脏风寒积聚病脉证并治第十一》曰："问曰：病有积，有聚，有系（系一作谷，下同）气，何谓也？师曰：积者脏病也，终不移；聚者，腑病也，发作有时，展转痛移，为可治；系气者，胁下痛，按之则愈，复发为系气……"而《脉经·卷八·平五脏积聚脉证第十二》则在"为系气"后增加了"夫病已愈，不得复发，今病复发，即为系气也"，论述了"系气"发生的原因，弥补了《金匮要略》的不足。

## （7）总体比较

虽然王叔和把《金匮要略》的基本内容留存于《脉经》之卷八，但又绝非限于此。如《金匮要略·五脏风寒积聚病脉证治第十一》中共有条文20条，《脉经》中保留19条（第18条未被引用）。王叔和为适应脏腑分篇的需要，将"肺死脏""肝死脏""心死脏""脾死脏""肾死脏"5条内容离析出来，分别归入《脉经》卷三"肝胆部第一""心小肠部第二""脾胃部第三""肺大肠部第四""肾膀胱部第五"5篇中，剩余14条中，除第20条归入《脉经》卷八，其余13条均被归入《脉经》卷六论述五脏及三焦病证各篇之中。这反映出在撰写《脉经》时，王叔和对《金匮要略》条文的精心编次。

通过以上比较分析可以看出，《脉经》在保留《金匮要略》条文的完整性和准确性上，是后世其他古籍所不能比拟的。在文字校勘、版本流传上，《脉经》为研究《金匮要略》提供了早期资料。研究《脉经》中保留的《金匮要略》条文，不仅对于整理校勘《金匮要略》在版本内容和文字方面有所帮助，对于探讨《金匮要略》全书结构及编排也有所启迪。因此，《脉经》一书在《金匮要略》文献传世研究和古医籍整理中的重要地位是不言而喻的。

## （四）古佚脉书

《脉经》的脉学理论之所以自成体系，除去王叔和个人经验外，还与诸多现已不传于世的古佚医书相关。东汉末年脉学知识虽然丰富，但却比较散乱，相当一部分脉诊理论知识分散在同时期医家的临床医学著作中。此正如王叔和在《脉经·序》中所言："今撰集岐伯以来，逮于华佗，经论要诀，合为十卷。""百病根源，各以类例相从，声色证候，靡不赅备。"《脉经》引用了诸多古佚医书，计有《脉法》（见《脉经·卷一·第七》）、《扁鹊阴阳脉法》（见《脉经·卷五·第二》）、《扁鹊脉法》（见《脉经·卷五·第三》）、《扁鹊诊诸反逆死脉要诀》（见《脉经·卷五·第五》）及望诊之《扁鹊华佗察声色要诀》（见《脉经·卷五·第四》）、《四时经》（见《脉经·卷三》）等，现分述如下。

### 1.《脉法》

《脉法》书名不见载于史志书目。《脉经·卷一·两手六脉所主五脏六腑阴阳逆顺第七》中，有"《脉法》云：肝心出左，脾肺出右，肾与命门，俱出尺部。魂魄谷神，皆见寸口。左主司官，右主司府……审而知者，针入病愈"一段，四字为文，共28句，112字。这段文字在经过宋人林亿等校勘整理过的《千金要方·卷二十八·五脏脉所属第四》中也有引用，除"察按阴阳，谁先谁后"，《千金要方》作"三阴三阳，谁先谁后"外，其余相同，同时在"针入病愈"文后，《千金要方》尚有余文 64 句，凡 258 字。而在未经宋人整理过的《孙真人千金方》卷二十七中也有引用，与《千金要方》所引相同。在《脉经》未引的余文部分，《孙真人千金方》较《千金要方》少 11 句，计 46 字，个别之处文字也略有出入。如在"因息游布"下，《孙真人千金方》缺"津液流通，随时动作，效象形容。春弦秋浮，冬沉夏洪"五句；在"或缺或亡"下缺"病辄改易，进退低昂。心迷意惑，动失纪纲"四句；在"令得分明"下缺"师曰子之所问，道之根源"二句。

从句法分析，《脉法》基本以四字为句，两句相对成文，又通篇有韵相押。从内容的完整性看，以《千金要方》所引更为完整。由此推知，《脉法》在北宋林亿校勘《千金要方》时，有可能尚存于世，而《脉经》只是摘引其部分内容而已。

### 2.《扁鹊脉法》

考《通志·艺文略》，著录有《扁鹊脉诀》一卷，《宋史·艺文志》著录有《扁鹊脉经》十卷。《通志》成书于宋高宗绍兴三十一年（1161 年），《宋史》成书于元至正五年（1345 年）。由此可知，在宋末元初时还有扁鹊脉法的著作流传于世。今《脉经·卷五》所引《扁鹊阴阳脉法》论述的内容，为三阴三阳的平脉及病脉。与传世的医经《素问》《难经》及《伤寒论》第 9、第 193、第 272 等诸条相比较，就会发现有所不同。如：

《扁鹊阴阳脉法》曰："少阳之脉，乍小乍大……正月、二月甲子王。""太阳之脉，洪大以长……三月、四月甲子王。""阳明之脉，浮大以短……五月、六月甲子王。""少阴之脉紧细，动摇六分…七月、八月甲子王。""太阴之脉，紧细以长……九月、十月甲子王。""厥阴之脉，沉短以紧……十一月、十二月甲子王。"在《难经·七难》当中则为："冬至之后，得甲子少阳王，复得甲子阳明王，复得甲子太阳王，复得甲子太阴王，复得甲子少阴王，复得甲子厥阴王。王各六十日，六六三百六十日，以成一岁，此三阳三阴王时大要也。"

通过上述对比，不难看出，在三阴三阳当令（王时）的次序上，即"太阳"与"阳明"及"太阴"与"少阴"的次序上，两书有所不同。而在《素问·诊要经终论》中则另成体系。

又如，《扁鹊阴阳脉法》云："脉，平旦曰太阳，日中曰阳明，晡时曰少阳，黄昏曰少阴，夜半曰太阴，鸡鸣曰厥阴，是三阴三阳时也。"《伤寒论》则云："太阳病，欲解时，从巳至未上。""阳明病，欲解时，从申至戌上。""少阳病，欲解时，从寅至辰上。""太阴病，欲解时，从亥至丑上。""少阴病，欲解时，从子至寅上。""厥阴病，欲解时，从丑至卯上。"

两相比较，在一天十二个时辰当令的次序上也有不同。它反映了魏晋前各医家的不同见解，是我们研究脉学不可多得的宝贵资料。

《脉经·卷五》所引《扁鹊脉法》共3条，其内容为论述平脉与病脉的区别。所引《扁鹊诊诸反逆死脉要诀》，主要对诸多异常脉象及特殊病症进行了论述。其中"经言"部分，或见于《难经》《素问·大奇论》及《素问·平人气象论》《甲乙经》等诸书。在"扁鹊曰：夫相死脉之气，如群鸟之聚，一马之驭系，水交驰之状，如悬石之落……"下凡5条，多不见于传世医经所载。

以上有关扁鹊脉法的诸多内容，是否全部出自《通志》所载《扁鹊脉诀》和《宋史》所录《扁鹊脉经》二书，尚不能完全确定，但是从《脉经》全书体系分析，凡引张仲景之论系用"师言""师曰"，出自《素问》《难经》等诸书者用"经言""经曰"，而有关扁鹊所论用"扁鹊曰"。又从在宋末元初这段时间中，还有扁鹊关于脉法的专著流传于世来看，前论所述部分内容出自《扁鹊脉诀》及《扁鹊脉经》已佚两部古医籍是完全可能的。

它们不仅保存了脉学理论的珍贵资料，还为了解那一时期各学派的不同见解及脉学理论的发展，提供了有力的证据。

### 3.《扁鹊华佗察声色要诀》

《脉经·卷五》引有《扁鹊华佗察声色要诀》一篇，内容为论述望诊和闻诊之要诀，共计有 78 条。从"病人五脏已夺，神明不守，声嘶者，死"至"病人阴阳俱绝，失音不能言者，三日半死"共 5 条，为闻诊之内容；自"病人两目皆有黄色起者，其病方愈"至"肾病面肿唇黄，脾之日戊己死"共 63 条，基本为望诊的内容。其文除部分散见于《中藏经》和《儒门事亲·卷十四·扁鹊华佗察声色定生死诀要》外，多不见于传世医籍。

今考《隋书·经籍志》载有《华佗观形察色并三部脉经》一卷，《通志》也予收录，其文已佚。而《脉经》卷五所引内容，从时代上分析，有可能即出自该书。高文柱主编的《华佗遗文》一书，将此节内容收入，作为华佗遗文，亦可供作参考。

### 4.《四时经》

关于《四时经》，史志记载有三：一是《汉书·艺文志·五行家》著录有《四时五行经》二十六卷，其文今佚。据班固所论"五行者，五常之形气也……貌、言、视、听、思，心失而五行之序乱，五星之变作，皆出于律历之数而分为一者也。其法亦起五德终始，推其极则无不至。而行于事，浸以相乱"，应为数术历法之书，与脉学相去甚远。二是《隋书·经籍志》所载《三部四时五脏辨诊色诀事脉》一卷，其文已佚。三是《旧唐书·经籍志》有《三部四时五脏辨候诊色脉经》一卷，《新唐书·艺文志》同，其文亦佚。而《通志·艺文略》所著录的《三部四时五脏辨候诊色诀事脉》一卷，与《隋志》所录仅一字之不同，应是《隋志》所载一书。

《脉经》卷三所引《四时经》文共 5 段，主要论述五脏与四时的关系及五脏四时脉象差异形成的原因，与《隋书·经籍志》所载书目内容是相符合的。因此，日本江户时代的学者森立之（1807—1885年）在据《脉经》而辑出的《四时经·考注》中说："谨案王叔和《脉经》卷三五脏部所引《四时经》凡五条，乃论五脏四时长夏应脉及疾病虚实、阴阳升降、相生相克、草木昆虫之理。其文简，其意奥，颇仿佛《内经》，则为汉志已来所载《四时五脏经》之遗，无复疑焉。"考《汉书·艺文志》无《四时五脏经》，应为《四时五行经》（即前边所论）。因此，将《脉经》所引《四时经》视为"汉志已来所载"，是不十分确切的。而日本·丹波元胤在《中国医籍考》中《脉经》一书下按云"《四时经》盖隋志所载《三部四时五脏辨诊色诀事脉》一卷是也"，是比较可信而有道理的。森立之还认为："其注文，盖亦古贤所述，恐出于华、张之辈，决非叔和之所撰也。"今《脉经》所引《四时经》注文，一般认为是宋臣林亿等所注，森立之以为华佗、仲景所作，也缺少依据。

关于《四时经》的部分内容，在敦煌古医籍卷子《五脏脉候阴阳相乘法·甲本》（英国编号 S5014）中，也有近似的记载，只是内容更简短。现将其共有内容对照如下：

肝者东方木，万物始生，其气濡弱，宽而虚，故其脉为弦，而新张弓弦者死。（《敦煌卷子》）

肝者东方木，万物始生，其气来而弱，宽而虚，故脉为弦。（《脉经》所引）

心者，主南方火。万物洪盛，垂枝布叶，皆下位，故名曰钩。（《敦煌卷子》）

心者南方火。万物洪盛，垂枝布叶，皆下垂如曲，故名曰钩。（《脉经》所引）

脾者，中央土，敦而福。敦者，厚。万物色不同，得福者广，蚩蠕动，皆蒙土恩。其脉缓而迟。(《敦煌卷子》)

脾者，土也，敦而福。敦者，厚也，万物众色不同，故名曰得福者广，万物悬根住茎，其叶在巅，蜎蚩蠕动，蚑蟜喘息，皆蒙土恩。德则为缓，恩则为迟，故令太阴脉缓而迟，尺寸不同。(《脉经》所引)

肺者，西方金，万物之所终。其脉微浮毛。(《敦煌卷子》)

肺者西方金，万物之所终。宿叶落柯，萋萋枝条，其机然独在。其脉微浮毛。(《脉经》所引)

肾北方水，万物之所藏，阳气下降，而阴气上升。其脉为淹，淹为阴，在里，不可发汗。阴气在表，阳气在藏，慎不可下。(《敦煌卷子》)

肾者北方水，万物之所藏。百虫伏蛰，阳气下陷，阴气上升，阳气中出，阴气烈为霜，遂不上升，化为雪霜，猛兽伏蛰，蜾虫慝藏。其脉为沉，沉为阴，在里，不可发汗。发则蜾虫出，见其霜雪。阴气在表，阳气在藏，慎不可下。下之者伤脾，脾土弱即水气妄行。(《脉经》所引)

通过对比，我们可以看出，敦煌卷子中这部分内容较为简洁古朴，而《脉经》所引论述得较为详尽，文字也更流畅。敦煌卷子未经宋臣校勘整理，应更多地保留了《四时经》的原貌。又由于它的抄写年代早于《旧唐书》的成书年代，说明《脉经》所引《四时经》不是《旧唐书·经籍志》所著录的《三部四时五脏辨候诊色脉经》一卷，因此进一步证明了丹波元胤的推论。"《四时经》盖隋志所载《三部四时五脏辨诊色诀事脉》一卷是也"，是可信的。

综上所述，可以看出，在一部中医古籍中能涉及保留如此众多的古佚医书，是十分难得的。《脉经》所引诸佚医书，不仅切实反映了魏晋前脉学发展中的不同学派、不同见解，而且为我们研究脉学理论的形成提供了丰富的内容，还为我们留下了一份宝贵的文化遗产。对其进行考证研究及辑佚，无疑是非常有意义的工作。

## （五）增广时贤论述

据《脉经》自序所云，王叔和"撰集岐伯以来，逮于华佗"，曾得见"王、阮、傅、戴、吴、葛、吕、张"等人对于脉诊技术的发挥。进一步说，王叔和或幸得于纸上之材料，亦窥见诸家脉论之部分实录。因此，为深入了解王叔和撰著《脉经》的原始动机，以及王叔和的学术渊源，对于《脉经》参引人物的考证实属必要。

"王、阮、傅、戴、吴、葛、吕、张"等八人，究竟是谁，著述如何，实难考定，然其为两汉、三国名医当无疑。

### 1. 王

王，多指王遂。据《医说》云："王遂，不知何郡人，少习经方，工于理疗，以艺业精博，为齐王侍医。"同时期王姓医家另有二家。王禹，《医说》云："王禹，不知何郡人，以艺术为济北王太医，以识见未精，就仓公意学数岁，悉通之，以此知名汉代。"王遥，《古今图书集成·医部全录·医术名流列传·后汉》载："按神仙传，王遥者，字伯辽，鄱阳人也，颇能治病，病无不愈者。"比较而言，王遂曾为"齐王侍医"，较为可信。

### 2. 阮

阮，指阮炳。晋·葛洪《抱朴子内篇·杂应》云："甘胡、吕傅、周始、甘唐通、阮河南等各撰集《暴卒备急方》，或一百十，或九十四，或八十五，或四十六，世人皆为精悉，不可加也。"《隋书·经籍志》著录："范东阳方一百五卷……梁又有《阮河南药方》十六卷，阮文叔撰……亡。"据上述，阮炳因著有《阮河南药方》及《暴卒备急方》，学术水平上较接近王叔和所辑范围。

### 3. 傅

所指不详，待考。

### 4. 戴

戴，或指戴霸。晋·葛洪《抱朴子内篇·杂应》云："余见戴霸、华佗所集《金匮绿囊》，崔中书《黄素方》及《百家杂方》五百许卷。甘胡、吕傅、周始、甘唐通、阮河南等各撰集《暴卒备急方》，或一百十，或九十四，或八十五，或四十六，世人皆为精悉，不可加也。"另，《肘后备急方·序》亦云："余既穷览坟索，以著述余暇，兼综术数，省仲景、元化、刘、戴《秘要》、《金匮绿秩》、《黄素方》，近将千卷，患其混杂烦重，有求难得。"推知，戴霸、华佗曾集《金匮绿囊》（《金匮绿秩》）一书。张灿玾先生认为："详此书疑非仲景、华佗或戴霸所集，或是晋人编纂，中含仲景、华佗或戴霸及其他人医学文献之大型医籍。"

### 5. 吴

吴，或指吴普。《后汉书·方术列传》载："广陵吴普、彭城樊阿，皆从佗学。普依准佗疗，多所全济。"另《隋书·经籍志》著录："华佗弟子《吴普本草》六卷……亡。"此外，《隋书·经籍志》尚著录："华佗方十卷。吴普撰。佗，后汉人。梁有《华佗内事》五卷，又《耿奉方》六卷，亡。"据上述记载，吴普著有《吴普本草》及《华佗方》。考《脉经》卷五载有《扁鹊华佗察声色要诀》，其中华佗察声色者，当系吴普集录。

### 6. 葛

葛，或指葛玄。宋代林亿等人在《伤寒论》序中大发感慨说："自仲景于今八百余年，惟王叔和能学之。其间如葛洪、陶景、徐之才、孙思邈辈，非不才也，但各自成家，而不能修明之。"以此为鉴，王叔和所见葛姓医家著述并非葛洪所著。据晋·葛洪《抱朴子内篇·金丹》言："余从祖仙公。

又从元放受之。凡受《太清丹经》三卷及《九鼎丹经》一卷,《金液丹经》一卷。"另据《宋史·艺文志》著录:"葛仙公《杏仁煎方》一卷。"需要补充的是,葛洪撰著《肘后救卒方》的经过与王叔和撰著《脉经》的情形较为相似。据称葛洪搜集戴霸、华佗所集《金匮绿囊》、崔中书《黄素方》及《百类杂方》500余卷,又搜集甘胡、吕傅等人所撰《暴卒备急方》几百个,作《玉函方》100卷,按病名分类,按病类施方,又作《肘后救卒方》3卷。究其原因,两晋时期,政局动乱,士族敏而多思,精于医学所致。

## 7. 吕

吕,或指吕广。

吕广曾担任吴国的太医令,著有《玉匮针经》《募腧经》,并注《八十一难》。《太平御览·卷七二四·方术部·医四》曰:"《玉匮针经序》曰:吕博少以医术知名,善诊脉论疾,多所著述。吴赤乌二年,为太医令,撰《玉匮针经》及注《八十一难经》,大行于代。"考《脉经》引用《难经》凡44处,涉及21难。凡有注文者,多引自吕某。例如《脉经·卷一·持脉轻重法第六》中在"肺部也"下有小字注文:"菽者,小豆。言脉轻如三小豆之重……皮毛之间者,肺气所行,故言肺部也。"在"心部也"下有小字注文:"心主血脉,次于肺,如六豆之重。"在"脾部也"下有小字注文:"脾在中央,主肌肉,故次心如九豆之重。"在"肝部也"下有小字注文:"肝主筋。又在脾下,故次之。"在"肾部也"下有小字注文:"肾主骨,其脉沉至骨。"考《难经集注·五难》云:"吕曰:菽者,豆也。言脉之轻重,如三豆之重,在皮毛之间。皮毛者,肺气所行也,言肺部也。心主血脉,次于肺,如六豆重……吕曰:脾在中央,主肌肉,故次心,如九豆之重……吕曰:肝主筋,又在脾下,故次之……吕曰:肾主骨,其脉沈至骨,故曰肾也。"比较上述注文，文字略有异同。另如《脉经·卷一·辨脏腑病脉阴阳大法第八》曰："脉何以知脏腑之病也。"条文末有注文云："腑者阳，故其脉数。脏者阴，故其脉迟。"考《难经集注·九难》云："吕曰：腑者阳，故其脉数。脏者阴，故其脉来迟。"比较上述注文，应确为王叔和所参引。

### 8. 张

张，或指张苗。关于"张"姓医家，联系背景，很容易想到张仲景。古人称字属尊称，称名则含有一般随便的意味。例如，《隋书·经籍志》著录署名"仲景"者凡四：《张仲景方》十五卷，《张仲景辨伤寒》十卷，《张仲景评病要方》一卷，《张仲景疗妇人方》二卷。《脉经》直言"仲景"者凡四：一者见于《脉经》自序，云"夫医药为用，性命所系。和鹊至妙，犹或加思。仲景明审，亦候形证。一毫有疑，则考校以求验。故伤寒有承气之戒，呕哕发下焦之问"。一者见于《脉经》卷三，云"右《素问》、《针经》、张仲景"。一者见于《脉经》卷五，云"张仲景论脉第一"。一者见于《脉经》卷七，云"治伤寒形证所宜进退，晋王叔和集仲景评脉要论"。另考《脉经》卷七、卷八、卷九，尽收仲景《伤寒杂病论》之条文。但是，既有华佗的学生吴普在前，若仅因为仲景同姓"张"字，未免苛求。照皇甫谧《甲乙经·序》言："近代太医令王叔和撰次仲景遗论甚精。"既然叔和撰著《脉经》意为广传仲景学说，那么"张"姓医家应另有他指。笔者以为，"张"姓医家，或指西晋医家张苗。文献记载，张苗在诊疗技术上多有独创。其一，用蒸法治伤寒无汗，见唐·王焘《外台秘要》卷一载。伤寒发汗汗不出，是伤寒中之难证，古人认为是死症，而张苗所用的桃叶蒸法，发汗而不伤正，较好地解决了这一难题。这一方法经张苗创用后，阮河南将之略加改进，增加了蚕沙之类药物，支法存改为桃叶汤熏身法，后世徐文伯用之治疗范云的伤寒不汗，都取得了较好的疗效，成为我国古代治疗伤寒无汗的经典名方。张苗首创之功不可没。其二，治中风善用独活汤，见《外台秘要》卷十九载。其三，治转胞发明导尿术，见《外台秘要》卷二十七引《古今录验》所载。但由于文献散佚，张苗之生平、里籍，均无从考知。另据孙思邈在《千金要方·大医习业》中关于中医人才知识结构的论断，提出："凡欲为大医，必须谙《甲乙》《素问》《黄帝针经》《明堂流注》，十二经脉，三部九候，五脏六腑，表里孔穴，《本草》《药对》、张仲景、王叔和、阮河南、范东阳、张苗、靳邵等诸部经方……并须精熟，如此乃得为大医。"

# 二、学术特色

三国两晋南北朝时期，中医脉诊学研究出现高潮，产生了大量专著。其中王叔和所撰《脉经》10卷，全面系统地总结了当时的脉学知识，并有许多创造发明，被称为中医脉诊学的奠基之作。现对《脉经》学术特色分析如下。

## （一）确立脉象指下标准

《脉经》以前的古典医籍和历史文献，如《内经》、《史记》仓公诊籍、《难经》、《伤寒杂病论》中，虽各有二三十种以上脉名，但缺乏脉象的指下标准，没有明确的界定。《脉经》第一次系统论述各种脉象，总结归纳为浮、芤、洪、滑、数、促、弦、紧、沉、伏、革、实、微、涩、细、软、弱、虚、散、缓、迟、结、代、动24种，并准确描述了各种脉象的不同指下感觉。如：

"浮脉：举之有余，按之不足。"

"沉脉：举之不足，按之有余。"

"促脉：来去数，时一止，复来。"

"结脉：往来缓，时一止，复来。"

这几种脉象中，浮与沉相对，举按之有余不足迥然相反；促与结相对，脉虽同具"时一止"之象，但是有脉率数与缓的明显区别。

"芤脉，浮大而软，按之中央空，两边实。"

"洪脉，极大在指下。"

"滑脉，往来前却流利，展转替替然，与数相似。"

"数脉，去来促急。"

"弦脉，举之无有，按之加弓弦状。"

"紧脉，数如切绳状。"

"伏脉，极重指按之，着骨乃得。"

"革脉，有似沉、伏、实、大而长，微弦。"

"实脉，大而长，微强，按之隐指愊愊然。"

"微脉，极细而软或欲绝，若有若无。"

"涩脉，细而迟，往来难且散，或一止复来。"

"细脉，小大于微，常有，但细耳。"

"软脉，极软而浮、细。"

"弱脉，极软而沉细，按之欲绝指下。"

"虚脉，迟、大而软，按之不足，隐指豁豁然空。"

"散脉，大而散，散者，气实血虚，有表无里。"

"缓脉，去来亦迟，小驶于迟。"

"迟脉，呼吸三至，去来极迟。"

"代脉，来数中止，不能自述，因而复动。脉结者主，代者死。"

"动脉，见于关上，无头尾，大如豆，厥厥然动摇。"

不难发现，寥寥数语，就把脉象特征描述出来，可谓言简意赅，标准明确。《脉经》之后，历代中医著述对脉象的描述，均未离开《脉经》的基本形象。

## （二）奠定脉名种类基础

《脉经》在古代医学文献散载的 30 余种脉名基础上，整理归纳为 24 种，奠定了脉名种类的基础，成为历代论脉书籍中脉名及其分类的基本准则。

《脉经》卷一开篇提出 24 种脉象后，紧接着提出浮与芤、弦与紧、革与实、滑与数、沉与伏、微与涩、软与弱、迟与缓八组相类脉，对脉象的鉴别有着重要意义。如沉与伏相类，二脉均重按乃显，然伏脉须"极重指按之，著骨乃得"（《脉经·卷一》），较沉脉重按更甚之。迟脉"呼吸三至，去来极迟"，与之相类的缓脉"去来亦迟"，然又"小驶于迟"。相类脉提示学者注意脉象的区别对照，以免混淆不清，否则，"谓沉为伏，则方治永乖；以缓为迟，则危殆立至"。这对后世辨脉有很重要的启示作用。

## （三）独取寸口三部脉法

诊脉"独取寸口"，首倡于《难经》，但《难经》并未解决寸口切脉的寸、关、尺分部等关键问题。直到东汉末年，张仲景仍推崇人迎、气口、趺阳全身三部脉法，反对诊脉"握手不及足，人迎、趺阳三部不参"（成无己《注解伤寒论》）。《脉经》解决了两手寸口脉的寸、关、尺分部和脏腑分候等问题，为寸口诊脉的临床普遍应用铺平了道路。

《脉经》确立的寸关尺三部脏腑定位方法，历代除大小肠、三焦脉位略有歧义外，一直沿用至今，成为中医脉学诊断的重要组成部分。至于寸口脉脏腑配位推演方法的发生，笔者认为主要依赖于模式推演，其实践基础尚待进一步考证。

## 1. 天地人三部分类

"三"在中国古人的认识过程中，具有模式的功能。《说文解字》谓："三，天地人之道也。"《周易》建立了天、地、人三才的模式，所谓"立天之道曰阴与阳，立地之道曰柔与刚，立人之道曰仁与义。兼三才而两之，故易六画而成卦"（《易传·说卦传》）。如此，则使"三"成为集体意识中的模式数字，形成了对世界进行宏观三分的宇宙观。从本原论的角度而言，《素问·宝命全形论》指出："人生于地，悬命于天，天地合气，命之曰人。"而《灵枢·玉版》则言："且夫人者，天地之镇也。"由此形成天、地、人三分的格局。从认识论的角度而言，古人"近取诸身，远取诸物"，"仰则观象于天，俯则观法于地"（《易传·系辞下》），法象于天地以认识事物，并建立社会组织和社会生活准则等，故天、地、人三才模式也就成为古代中医学认识脉象分类的基本依据。

《素问·三部九候论》在"天地之至数，合于人形血气"思想的指导下，提出全身三部九候诊脉法，将人体诊脉部位一分为三，进一步按照异级同构的原理，每一部再分天、地、人三部，以候不同脏腑部位的病证。诚如张介宾《类经·脉色类》所说："以天、地、人言上、中、下，谓之三才。以人身而言上、中、下，谓之三部。于三部中而各分其三，谓之三候。三而三之，是谓三部九候。"《难经·十八难》则依据天、地、人三才模式异级同构而构建寸口诊脉体系，最早提出寸口诊脉的三部九候方法，指出："上部法天，主胸以上至头之有疾也；中部法人，主膈以下至脐之有疾也；下部法地，主脐以下至足之有疾也。"虽然《内经》《难经》都提到五脏六腑的病变均可反映于寸口部位，但还未与具体脏腑相配属。《脉经·两手六脉所主五脏六腑阴阳逆顺》首次提出了寸口脉的脏腑配位，即以心、肝、肾分别对应于左手的寸、关、尺三部，以肺、脾、肾分别对应于右手的寸、关、尺三部，其基本思路是以寸、关、尺三部分别对应上、中、下三焦。这既是三部分类原则在寸口脉诊中的具体应用，也是独取寸口以决五脏六腑死生吉凶方法逻辑演进的必然结果。

## 2. 上下对应原则

《素问·脉要精微论》曰："尺内两傍，则季胁也，尺外以候肾，尺里以候腹。中附上，左外以候肝，内以候膈；右外以候胃，内以候脾。上附上，右外以候肺，内以候胸中；左外以候心，内以候膻中。前以候前，后以候后。上竟上者，胸喉中事也；下竟下者，少腹腰股膝胫足中事也。"由于《内经》无寸关尺三部脉的记载，故此段原文所论应为尺肤诊法。如丹波元简说："此即诊尺肤之部位……是尺即谓臂内一尺之部分，而决非寸关尺之尺也。"但此段原文所论内容，成为其后寸关尺三部分候脏腑理论的滥觞，后世许多学者也从寸关尺三部分候脏腑的角度加以诠释，李中梓甚至根据此段原文所述，创制了"《内经》分配脏腑诊候图"。对此段原文具体所指，虽然后世认识并不完全一致，但其所显示的"上以候上，下以候下"的诊法原则，却成为寸口脉脏腑配位的重要依据之一。诚如《古今医统大全·脉分三部主病》所说："脉有三部，曰寸曰关曰尺……寸部候上，自胸膈心肺咽喉头目之有疾。关部候中，自胸膈以下至小腹之有疾也，脾胃肝胆皆在中也。尺部候下，自少腹腰肾膝胻足也，大肠小肠膀胱皆在下也。皆《内经》所谓上以候上，下以候下，而理势之所不容间也。"张介宾在《景岳全书·脉神章》也指出："本经曰：上竟上者，胸喉中事；下竟下者，少腹腰股膝胫中事。所以脉之形见上者候上，下者候下，此自然之理也。"并以此批驳根据脏腑表里关系，将小肠、大肠配位于寸部的诊脉方法，说："自王叔和云心与小肠合于左寸，肺与大肠合于右寸，以至后人遂有左心小肠，右肺大肠之说，其谬甚矣。夫小肠、大肠皆下部之腑，自当应于两尺。"清·沈镜《脉诀规正》也指出："以理言之，则大小肠皆居下部之地，今乃越中部候之寸上，谓理之可准乎？抑义之可通乎……殊不知经络相为表里，诊候自有部位，岂可以至下之脏腑，而诊之至上之位者乎？"并由此产生了左寸候心与心包，右寸候肺与胸中之说。

"上以候上，下以候下"的诊法原则不仅体现于脉诊之中，中医学有关望诊的方法也无不遵循此原则。如《灵枢·五色》论脏腑肢体在面部的望诊部位，与《素问·刺热》所论五方配五脏的方法虽然不同，但就脏腑在面部的望诊部位而言，都遵循着"上以候上，下以候下"的原则。中医舌诊的脏腑部位划分，同样以此原则为基础。

### 3. 阴阳配位原则

《素问·阴阳应象大论》曰："阴阳者，天地之道也，万物之纲纪。"寸口脉脏腑配位理论的形成，同样离不开阴阳理论的指导。首先，以左右分阴阳。如明·许兆祯《脉镜》所说："左刚右柔，有夫妻之别也，然左手属阳，右手属阴。"其次，根据阴阳同气相求划为一类，以及上述三部分类与上下对应原则。心、肺在上焦配位于寸部，心为阳中之阳，故配位于左手寸部；肺为阳中之阴，故配位于右手寸部。肝、脾在中焦配位于关部，肝为阴中之阳，故配位于左手关部；脾为阴中之至阴，故配位于右手关部。肾、命门等在下焦配位于尺部，故两尺候肾，或依据左肾右命门之说，以左尺候肾，右尺候命门。如明·张太素《太素脉秘诀》所说："左尺，肾与膀胱动脉之位，寒水也；右尺，命门与三焦动脉之位，相火也。"

从肾与命门分主水、火的理论而言，左尺候肾、右尺候命门的脏腑配位，显然与左阳右阴的阴阳划分形成了逻辑矛盾。对此，古人也有所觉察，并试图做出说明。如清·冯兆张《冯氏锦囊秘录·卷十五》说："盖天一生水，自左尺以至左寸，右尺以至右寸，五行相生，循环无间，故右尺确相火也。经曰：七节之傍，中有小心。小心者，命门相火是也。下者主下，非右尺而何？试思左尺洪者，阴水必亏；右尺弱者，阳气必损，岂非相火之明验欤！但当云命门相火寄位于右尺则可，若谓右肾即命门，则中有小心者更为何物？则不可。若以命门在中，而不寄位于右尺，则为右尺之相火，以为生土生金者更何物也？"这里，冯氏首先将命门与右肾加以区别，认为命门位居两肾之间，所谓"一阳陷于二阴者，指命门之部位而言也"；其次，试图借助五行相生之理，以说明右尺何以候命门，认为"若夫象脉，自有定位，如左尺水生左关木，左关木生左寸火，君火付权于相火，故右尺火生右关土，右关土生右寸金，五行循序相生，万古不易之理"。因此，"若以命门不可列于右尺，则寸关金土之下，生生者，将何火以充其数耶？"此借助五行学说解释右尺候命门之理，实属牵强，也并未解答上述逻辑矛盾。周学海在《脉义简摩》中为了避开这一逻辑矛盾，认为"肾与命门俱出尺部，是两尺俱候肾，俱候命门矣"，并借助阴阳学说，试图用阴阳之中再分阴阳的方法，解决何以左肾右命门的问题，指出："盖命门为元阳与真精所聚，水火同居，浑一太极也。火之体阴，其在下也，动于右，水之体阳，其在下也，动于左，故《难经》曰右为命门。"

另外，明·张太素《太素脉秘诀》根据脉象之浮沉分阴阳，结合脏腑阴阳属性的划分，以两手寸关尺三部脉象之浮沉进一步确定病位，也是阴阳配位原则的推演应用。如以左手为例，"左手寸口二脉，沉见者心脉也，浮见者小肠脉也。""左手关上二脉，沉者肝脉，浮者胆脉。""左手尺上二脉，沉者肾脉也，浮者膀胱脉也。"

对寸口脉脏腑配位的机制，后世也有医家从易象的角度加以解释。如明·吴崑《脉语·卷下》论脉位法天说："盖天之北为坎，南为离，东为巽，西为兑，包乎外者为乾，居乎中者为坤。人生与天地相似，左手天之东也，巽在焉，巽为木，故肝木居乎左关。左关之前为心者，法南之离也；左关之后为肾者，法北之坎也。右手天之西也，兑位在焉，兑为金，金者肺。《易》曰乾为天、为金，是肺为金而有乾象，故居右寸而位乎高。右关为脾者，脾为坤土，奠位乎中，以之而承乎肺下，此天高地下之义，乾坤象也。右尺为命门，命门者火也，以水位而位火，此一阳生于二阴之义，正所以成坎也。向非与天地相似，圣人安得以是而垂法哉。"但究其实质，只是应用易学理论对寸口脉脏腑配位的一种解释，而并非其形成的原初机理。

通过上述分析可见，寸口脉脏腑配位的创立，是在天、地、人三部分类的基础上，根据脏腑在人体所在位置及寸口诊脉部位的上下对应原则，结合部位阴阳属性的划分及同气相求的归类方法，推演而形成的诊察脏腑病证的诊断方法。由于其形成基于一定的模式推演，故在此基础上可离开临床实践作多种演绎。如李中梓的《诊家正眼》将左右手寸关尺六部再分浮、中、沉，分别与运气六气相配属，提出"六气分合六部时日诊候之图"，以一部之浮、中、沉分主20日。张介宾《景岳全书·脉神章》则推演认为左寸"主神明清浊"，右寸"主情志善恶"，左关"主官禄贵贱"，右关"主财帛厚薄"，左尺"主阴气之寿元"，右尺"主阳气之寿元"。由此可见，该诊脉方法的产生，主要依赖于模式推演，其实践基础尚待进一步考证。

## （四）总结脉象临床意义

关于同脉象的临床意义，《脉经》也作了大量论述。一是对脉象主病进行原则概括。如《脉经脉·卷四·平杂病脉第二》提出："数为虚，为热。浮为风，为虚。动为痛、为掠。沉为水、为实，又为鬼疰。弱为虚，为悸。迟则为寒，涩则少血，缓则为虚，洪则为气（热）。紧则为寒，弦数为疟。"

二是结合脉、证、病机、治疗进行综合总结。以滑脉指法主病为例,《脉经脉·卷二·平三关病候并治宜第三》谓:"寸口脉滑,阳实,胸中壅满吐逆,宜服前胡汤,针太阳巨阙泻之。"再以芤脉为例,《脉经脉·卷二·平三关病候并治宜第三》云:"寸口脉芤吐血,微芤者衄血。空虚血去故也。宜服竹皮汤、黄芪汤,灸膻中。"指出失血者血脉空虚,应治以黄芪汤等补益气血。再如"疟脉自弦,弦数多热,弦迟多寒,微则为虚,代散则死",提示疟疾患者发热期脉搏弦数,退热后脉率减慢,呈弦迟。如见代散不齐之脉,则为病危之象。《脉经》中类似这样的大量论述,对脉象临床意义专门作了较为系统的总结,不但解决了寸口切脉的关键问题,而且推进了独取寸口脉法的临床普遍应用。

## (五)原创脉学"手检图"

《脉经》末篇留有《手检图》残卷。因年代久湮,原图早佚,随图释文现存 2100 余字,除论及"寸口五部九道"之部位外,涉及十二经脉和奇经八脉之脉证,以及五脏脉之平病及预后、二十四脉之主病诸多内容。以下综合文献所见,归类观点,以备参考。

### 1. 原创脉图,争议不断

据目前的史料和资料,脉学发展过程中最早提出图解脉象方法者当属《脉经》。《脉经·卷十·手检图》引《经》言:"肺者,人之五脏华盖也,上以应天,解理万物,主行精气,法五行、四时,知五味。"此说与《脉经·卷四·辨三部九候脉证》所言"九候者,每部中有天、地、人也"相承,无非是要说"三关定位法"导源于《内经》,强调了人体的五脏六腑各有相应的脉诊部位。其后《脉经·卷十·手检图》原创性地提出:"寸口之中,阴阳交会,中有五部。前后左右,各有所主,上下中央,分为九道。浮沉结散,知邪所在。"即所谓"寸口五部九道"脉诊法。此法欲从寸口脉络的浮脉、沉脉、结脉、散脉判断出发病部位是在经、在络、在脏、在腑，凭此以诊候十二经脉和奇经八脉所受之邪及脉症形证如何，进而判断脏腑气血虚实盛衰、邪气所居等情况。显然这种诊法发明者具有空间意识的思维，是将对生存空间思维的认识转移至寸口处，力图将气血、经络、脏腑浓缩于一处。笔者以为，此法较《内经》之"三部九候诊法"全面精确，可惜无法用平面图形表达，这应该是"手检图"早佚的主要原因，而不能因疑"手检图"非叔和原著而略去不谈。

明代李时珍曾作"气口九道脉"图（《奇经八脉考》）以补《脉经》所缺，但学界存疑已久。以下参考日本丹波氏所编《中国医籍考卷·十七·诊法》《医賸·手检图》所述，析出四种理由：

其一，《脉经·卷十·手检图》疑为后人别增篇目。据《医賸·手检图》所述："隋巢元方时行病源，为第十篇，以第五篇分上下，而撮全经之文，别增篇目者。亿尝据《素问》、《九墟》、《灵枢》、《太素》、《难经》、《甲乙》、仲景诸书，校其脱漏，仍为十篇以传，则知末篇传疑已久，亿但补正其文。"

其二，《脉经·卷十·手检图》本不设篇章，显然与原书结构不协。据《医賸·手检图》所述，《脉经·卷十》于不同版本中见有"二十一"或"三十一"者，因为文亦残阙，或直存旧目，均已无从考证。若依据对脉诊部位的选择和个数的多少而言"二十一"或"三十一"者，恐证据不足，更何况卷中所引24脉主病与篇首脉图的说明文字，因其条文已远远超出三十一部之数，篇目与内容明显出入。

其三，《脉经·卷十·手检图》所论十二经脉中缺手三阳，奇经八脉中缺任、督、冲，说明脱漏、错简十分严重。也正因此，李时珍著《奇经八脉考》以手太阳合手太阴，以手阳明合手太阴，另采《脉经·卷二》之说，增任、督、冲之三脉，制作"九道图"。

其四，《脉经·卷十·手检图》所述五脏脉的排列顺序为肺、心、肝、脾、肾，与《脉经》卷三、卷六所论五脏之肝、心、脾、肺、肾的顺序迥异。

随着中医文献研究方法的成熟，近代学者放弃站在后世医学模式之中去理解早期医学理论，参考考古发现之敦煌医学、马王堆《十一脉灸经》、张家山《脉书》等早期医学文献研究结果，提出"脉书之有图实创始于叔和《脉经》，尽管原图已佚，而王叔和的首创之功，决不应埋没"。笔者以为，无论"手检图"是否遗存，此图的制作初衷绝对脱离不了古代哲学与术数思想的影响。所谓"前后左右各有所主，上下中央，仿《洛书》，分为九道"而成（见图1，图2）。

| 4 | 9 | 2 |
|---|---|---|
| 3 | 5 | 7 |
| 8 | 1 | 6 |

《洛书》

| 前内<br>足厥阴肝经 | 中央直前<br>手少阴心经 | 前外<br>足太阳膀胱经 | 上焦 |
|---|---|---|---|
| 中央内<br>足太阴脾经 | 中央<br>手厥阴心包经 | 中央外<br>足阳明胃经 | 中焦 |
| 后内<br>足少阴肾经 | 中央直后<br>手太阴肺经 | 后外<br>足少阳胆经 | 下焦 |
| 左肢 | 中肢 | 右肢 | |

**图1 《洛书》与《五部九道图》**

| | 后（尺部） | 中（关部） | 前（寸部） | | |
|---|---|---|---|---|---|
| 督脉 | 阴蹻脉（左右弹） | 带脉（左右弹） | 阳蹻脉（左右弹） | 阳维脉 | |
| 三部具浮 | （从少阳至厥阴） | | | | |
| | 足少阳胆 | 足阳明胃 | 足太阳膀胱 | | 外（浮） |
| | 手太阴肺（手阳明大肠） | 手厥阴心主 | 手少阴心（手太阳小肠） | | 中（中） |
| | 足少阴肾 | 足太阴脾 | 足厥阴肝 | | 内（沉） |
| 三部具沉 | （从少阴至太阳） | | | | |
| 冲脉 | 阴跷脉（左右弹） | 带脉（左右弹） | 阳跷脉（左右弹） | 阳维脉 | |

**图2 《寸口五部九道》图（左手）**

对比图1，"手检图"对切诊部位的选择，是在参考《洛书》的基础上，对寸关尺分候脏腑的一种猜想。图2阳跷脉诊在前部，亦即寸部。阴跷脉诊在后部，亦即尺部。同时，尺部沉取诊足少阴肾，寸部浮取诊足太阳膀胱，其谓"从少阴之太阳者，阳维也"。"之"作"到"解。从尺部之沉，到寸部之浮，应包括关部中取，其诊不在同一水平线上，如何取得？照图2所见，寸关尺三部沉取分别候肝脾肾三脏之气，而"冲脉为血海，属阴"，故两手三部沉取诊冲脉尚能理解。但是，任脉诊在寸部，寸关尺三部浮取诊督脉及两关诊带脉，似乎难以成说。

现代学者黄龙祥曾提过一种观点，认为寸口六部脉取穴可还原为候十二经脉"脉口"以诊断疾病并选穴针刺的脉法，或者说，十二经标本原本是脉诊部位可刺、可灸之"脉口"腧穴（黄龙祥将其命名为"经脉穴"）。

在《脉经·卷二·平三关阴阳二十四气脉》中，将原本候十二经脉"脉口"以诊治疾病的脉法，统一到寸口六部脉中，但在具体选穴针刺时，皆取"经脉穴"。如"右手关前寸口阳实者，大肠实也……刺手阳明经，治阳。在手腕中。""左手关后尺中阳绝者，无膀胱脉也……刺足少阴经，治阴，在足内踝下动脉（原注：即太溪穴也）。"参照此说，《脉经·卷十·手检图》基本保持了应用"经脉穴"诊治疾病的原貌。如"前如内者，足厥阴也。动，苦少腹痛，月经不利，子脏闭。前如内者，足厥阴也。动，苦少腹痛与腰相连，大便不利，小便难，茎中痛，女子月水不利，阴中寒，子户壅绝内，少腹急，男子疝气，两丸上入，淋也。针入六分，却至三分。"换句话说，足厥阴脉（太冲脉）异常跳动，则出现相应的病候，取足厥阴穴（太冲穴）治疗。其中"动"的含义为脉动异常，这与《灵枢·经脉》中"是动则病"中"动"的含义相同。而足厥阴"动"的具体脉象，在《脉经·卷五·扁鹊阴阳脉法》言："厥阴之脉急弦，动摇至六分以上。"《脉经·卷二·平人迎神门气口前后脉》中言："左手关上脉阴虚者，足厥阴经也。"尽管寸口六部之"经脉穴"的应用尚待研究，但这种方法还是值得学习借鉴。

### 2. 完善奇经脉象与证候

奇经八脉者，任脉、督脉、冲脉、带脉、阴跷脉、阳跷脉、阴维脉、阳维脉。奇者，异也。因其异于十二正经，故称"奇经"。一般认为，《难经》首创"奇经八脉"之名。《难经》27难、28难、29难分别描述了奇经八脉，其中第27难论述了奇经八脉的意义和内容，第28难论述了奇经八脉的循环和起止点，第29难论述了奇经八脉的发病证候。据现代学者考证，有关"奇经八脉"的部分概念及经脉循行、治疗作用，早在《内经》之前已经产生，但是《内经》中没有充分的论述，未见完整的记载，而现存最早的《马王堆帛书》中也并未提及。从现有的文献看，现行经络学中应用的奇经八脉循环大部分是基于《难经》的观点。因此，历代医家所讨论与"奇经八脉"相关的论述多参照《难经》之说。

《脉经·卷二·平奇经八脉病》引《难经·二十九难》之说，载言："奇经之为病何如？""阴阳不能相维，怅然失志，容容不能自收持。阳维为病，苦寒热；阴维为病，苦心痛。阴跷为病，阳缓而阴急；阳跷为病，阴缓而阳急。冲之为病，逆气而里急。督之为病，脊强而厥。任之为病，其内苦结，男子为七疝，女子为瘕聚。带之为病，苦腹满，腰容容若坐水中状。此奇经八脉之为病也。"可视作奇经八脉诊病大纲。

《脉经·卷十·手检图》关于奇经八脉的脉象证候也有记述：

从少阴斜至太阳，是阳维也。动，苦肌肉痹痒。

从少阴斜至太阳，是阳维也。动，苦颠，僵仆羊鸣，手足相引，甚者失音，不能言，癫疾。直取客主人，两阳维脉，在外踝绝骨下二寸。

从少阳斜至厥阴，是阴维也。动，苦癫痫，僵仆羊鸣。

从少阳斜至厥阴，是阴维也。动，苦僵仆，失音，肌肉淫，痹痒。汗出恶风。

脉来暂大暂小，是阴络也（一作结）。动，苦肉痹，应时自发，身洗洗也。

脉来暂小暂大者，是阳络也（一作结）。动，苦皮肤痛，下部不仁，汗出而寒也。

肺脉之来也，如循榆叶，曰平。如风吹毛，曰病。状如连珠者死，期丙丁日，禺中日中。

心脉之来也，如反笋莞大，曰平。如连珠，曰病。前曲后居如带钩者，死。期壬癸日，人定夜半。

肝脉之来也，搏而弱，曰平。如张新弓弦，曰病。如鸡践地者，死。期庚辛日，晡时日入。

脾脉之来也，阿阿如缓，曰平。来如鸡举足，曰病。如乌之啄，如水之漏者，死。期甲乙日，平旦日出。

肾脉之来也，微细以长，曰平。来如弹石，曰病。去如解索者，死，期戊己日，食时、日昳、黄昏、鸡鸣。

寸口中脉躁竟尺，关中无脉应，阳干阴也。动，苦腰背、腹痛，阴中若伤，足寒。刺足太阳，少阴直绝骨，入九分，灸太阴五壮。尺中脉坚实竟尺，寸口无脉，应阴干阳也。动，苦两胫腰重，少腹痛，癫疾。刺足太阴踝上三寸，针入五分。又灸太阳、阳跷，在足外踝上三寸直绝骨是也。

寸口脉紧，直至鱼际下，小按之如持维子（一作鸡毛）状，其病肠鸣，足痹痛酸，腹满，不能食，得之寒湿。刺阳维，在外踝上三寸间也，入五分。此脉出鱼（一作原）际。

寸口脉沉着骨，反仰其手，乃得之，此肾脉也。动，苦少腹痛，腰体酸，癫疾。刺肾俞，入七分。又刺阴维，入五分。初持寸口中脉，如细坚状，久按之，大而深。动，苦心下有寒，胸胁苦痛，阴中痛，不欲近丈夫也，此阴逆。刺期门，入六分。又刺肾俞，入五分，可灸胃脘七壮。初持寸口中脉，如躁状洪大，久按之，细而牢坚。动，苦腰腹相引痛，以下至足重也，不能食。刺肾俞，入四分至五分，亦可灸胃脘七壮。

观《脉经》卷二、《脉经》卷十所举奇经八脉，脉象有浮、细微绵绵、急、缓、实、沉大、贯珠（滑象）、牢、花、直上直下（弦长）、丸丸（滑象）、紧、长等，亦皆属脏腑二十八脉范畴，其主病意义亦大体相同。显然，《脉经》关于奇经八脉脉诊内容很可能是在《难经》基础上，采辑前人针刺治疗著述，进一步补充和修正而成。

总而言之,《脉经》成书以后,至李时珍撰《奇经八脉考》之前,"手检图"几近消失的原因,笔者考虑主要在于这种初步构建的奇经八脉理论与脉诊体系尚不完善,而且图中的立体脉象无法由平面图示表达。《脉经》刊行以后的 300 余年间,杨上善撰著《黄帝内经太素》,进一步整理奇经八脉理论,这与《脉经》是脱离不了关系的。可以说,《脉经》不但有裨于脉学,还使若干重要文献免于散佚,承前启后,有裨于整个中医学发展。

# 王叔和

临证经验

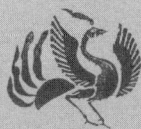

《脉经》不仅保存了魏晋以前大量的医学文献，也是一部中医学理论与临床的集大成之作。王叔和所著《脉经》阐述脉象的同时，也保存了大量的针灸、妇科、儿科、外感疾病、内科杂病的临床资料，并涉及许多方剂，但宋代林亿校正时，多数方剂被删除。关于王叔和是否兼具养生家的身份问题，目前可供参考的文献不足，而《脉经》原文尚未见与养生直接相关的论述。另外，《脉经》第十卷"手检图"虽已佚失不传，曾被疑非叔和原著，但残余 2100 余字尚对脉学及医学理论补充不少，一度成为《脉经》之谜案，亦为"脉诊"蒙上了一层神秘色彩。

# 一、针灸学

两晋、南北朝时期，针灸医学也有一定的发展。由于皇甫谧在三国魏甘露年间撰著了《针灸甲乙经》，总结了魏晋以前针灸学的成果，所以两晋、南北朝时期未出现超过《针灸甲乙经》成就的针灸专著。事实上，自《针灸甲乙经》问世，针灸学在集大成研究方面已暂告一段落。然而，当时许多著名的医家相当重视针灸医学的发展，在他们的医疗活动中，尽管重点不同，但都自觉或不自觉地在综合治疗中使用针灸，特别是在著书立说时，大多能有针对性地结合不同疾病的特点，运用针灸学的经络、腧穴理论和刺灸治疗方法来阐述病因病机与诊断治疗，或将针灸作为治疗的主要手段，或作为辅助治疗的手段，对针灸学的发展作出了重要贡献。《脉经》10 卷中，经络学说和针灸占据了相当大的篇幅，尤以第二、七、十卷最为集中。《脉经》详述了针灸的辨证施治、穴位取法、针刺手法以及宜针、宜灸和禁针、禁灸等许多宝贵经验。现总结如下：

## （一）理论阐发

首先，王叔和在《脉经》卷六中用大量篇幅，详细论述十二经脉起止点和循行路线。如"足厥阴之脉，起于大指聚毛之际，上循足跗上廉……其支者，复从肝别贯膈，上注肺中。""足少阴之脉，起于小指之下，斜趋足心，出然骨之下……其支者，从肺出络心，注胸中。"《脉经·卷二·平奇经八脉病第四》中，对奇经八脉循行也做了相关论述。如"阳跷者起于跟中，循外踝而上行入风池。阴跷者亦起于跟中……带脉者起于季肋，回身一周"。不难发现，经脉循行部位和临床症状对认识经脉脏腑表里的密切关系有启发意义。又如，《脉经·卷一·两手六脉所主五脏六腑阴阳逆顺第七》说："肝部在左手关上是也，足厥阴经也。与足少阳为表里，以胆合为府。合于中焦，名曰胞门，在太仓左右三寸。""肾部在右手关后尺中是也，足少阴经也，与足太阳为表里，以膀胱合为府。合于下焦，在关元右。左属肾，右为子户，名曰三焦。"同时，王叔和在《脉经·卷二·平人迎神门气口前后脉第二》中，详细阐述了五脏六腑各自虚实病证的脉象与临床表现，并对表里两经同病出现的虚实证候进行了较为全面的总结。如脾胃俱实，"右手关上脉阴阳俱实者，足太阴与阳明经俱实也。病苦脾胀，腹坚，抢胁下痛，胃气不转，大便难，时反泄利，腹中痛上冲肺肝，动五脏，并喘鸣，多惊，身热汗不出，喉痹，精少"。若脾胃俱虚，"右手关上脉阴阳俱虚者，足太阴与阳明经俱虚也。病苦胃中如空状，少气不足以息，四逆寒，泄注不已"。其他相表里的脏腑以此类推。这些经脉病所表现出来的证候也证明了十二经之间的表里关系。

其次，《脉经》共记载60多个穴位，其中眉冲、京门、大肠俞、小肠俞、横骨、日月、章门、胃俞、气海、巨阙、丹田等20多个穴位是第一次提及。王叔和结合自己的临证经验，按照脉、症、治、穴的顺序，对人体腧穴作了系统介绍。在《脉经·卷二·平三关病候并治宜第三》中，对脏腑俞穴、募穴的主治病变特点和刺灸法做了详细阐述，如"关脉微，胃中冷，心下拘急。宜服附子汤、生姜汤、附子丸，针巨阙，补之。""尺脉牢，腹满，阴中急。宜服葶苈子茱萸丸，针丹田、关元、中极。"

## （二）俞募配穴

《脉经》对《内经》《难经》中有关俞募穴内容进行了补充，使俞募穴的理论渐趋系统化、全面化，并具体阐述了五脏六腑（除三焦外）的俞穴与募穴。如《脉经·卷三·肝胆部第一》中指出："肝俞在背第九椎，募在期门；胆俞在背第十椎，募在日月。"《脉经·卷三·肾膀胱部第五》中指出："肾俞在背第十四椎，募在京门；膀胱俞在背第十九椎，募在中极。"可见王叔和在《脉经》中已经建立了较系统的脏腑俞募理论。其不仅在俞募穴的定位、主治以及刺灸方法上较《内经》《难经》有很大的补充，而且提出了将五输穴结合应用的方法。如《脉经·卷六·肝足厥阴经病证第一》中指出："肝病，其色青，手足拘急，胁下苦满，或时眩冒，其脉弦长，此为可治。宜服防风竹沥汤、秦艽散。春当刺大敦，夏刺行间，冬刺曲泉，皆补之。季夏刺太冲，秋刺中都，皆泻之。又当灸期门百壮，背第九椎五十壮。"《脉经·卷六·脾足太阴经病证第五》"中指出："脾病，其色黄，饮食不消，腹苦胀满，体重节痛，大便不利，其脉微缓而长，此为可治。宜服平胃丸、泻脾丸、茱萸丸、附子汤。春当刺隐白，冬刺阴陵泉，皆泻之；夏刺大都，季夏刺公孙，秋刺商丘，皆补之。又当灸章门五十壮，背第十一椎百壮。"这些选穴配方及临床应用，对后世完善俞募理论及提高临床疗效，有着重要的历史贡献。

## （三）经络辨证

经络辨证是中医辨证论治的雏形，为颇具代表性的一种辨证方法。此法以经络学说为理论依据，对患者所反映的症状、体征进行分析综合，以判断病属何经、何脏、何腑，并进而确定发病原因、病变性质及其病机，指导处方用药。早在《黄帝内经》之前，长沙马王堆医书中的《阴阳十一脉灸经》和《足臂十一脉灸经》就提出了每一条经络的"是动""所生病"及其灸法，而此时，中医的脏腑学说尚没有形成。至《灵枢·经脉》载十二经病证，《素问·骨空论》载奇经八脉病证以及《难经·二十九难》《奇经八脉考》，基本奠定了经络辨证的理论基础。

王叔和在《脉经》卷六中，根据前人的有关论述，对经脉、经别病证的临床表现特点进行了系统的整理与总结。现以肺手太阴经病证为例，《灵枢·经脉第十》载："是主肺所生病者，咳上气，喘渴，烦心，胸满，臑臂内前廉痛厥，掌中热。气盛有余，则肩背痛，风寒汗出中风，小便数而欠。气虚则肩背痛，寒，少气不足以息，溺色变。"《脉经·卷六·肺手太阴经病证第七》转载言："是主肺所生病者，咳上气、喘喝，烦心，胸满，臂内前廉痛，掌中热。气盛有余，则肩背痛，风汗出，小便数而欠；气虚，则肩背痛，寒，少气不足以息，溺色变，卒遗失无度。"此处，王叔和补充了因寒所致肺病的证候，"少气不足以息，溺色变，卒遗失无度"。

另如脾太阴经病证，《灵枢·经脉第十》载："是主脾所生病者，舌本痛，体不能动摇，食不下，烦心，心下急痛，溏瘕泄，水闭，黄疸，不能卧，强立，股膝内肿厥，足大趾不用。"《脉经·卷六·脾足太阴经病证第五》中说："是主脾所生者，舌本痛，体不能动摇，食不下，烦心，心下急痛，寒疟，溏瘕泄，水闭，黄疸，好卧，不能食肉，唇青，强立股膝内痛，厥，足大指不用。"显然，王叔和补充脾病所见症候，"好卧，不能食肉，唇青"。

再如足少阴肾经病证，《灵枢·经脉第十》载："是主肾所生病者，口热，舌干，咽肿，上气，嗌干及痛，烦心，心痛，黄疸，肠澼，脊股内后廉痛，痿厥，嗜卧，足下热而痛。为此诸病，盛则泻之，虚则补之，热则疾之，寒则留之，陷下则灸之，不盛不虚，以经取之。灸则强食生肉，缓带披发，大杖重履而步。盛者，寸口大再倍于人迎，虚者，寸口反小于人迎也。"《脉经·卷六·肾足少阴经病证第九》中说："是主肾所生病者，口热，舌干，咽肿，上气，嗌干及痛，烦心，心痛，黄胆，肠澼，脊、股内后廉痛，痿厥，嗜卧，足下热而痛。灸则强食而生害，缓带被发，大杖重履而步。盛者，则寸口大再倍于人迎；虚者，则寸口反小于人迎也。足少阴之别，名曰大钟。当踝后绕跟，别走太阳。其别者，并经上走于心包，下贯腰脊。其病，气逆则烦闷，实则闭癃，虚则腰痛，取之所别。肾病，手足逆冷，面赤目黄，小便不禁，骨节烦疼，少腹结痛，气冲于心，其脉当沉细而滑，今反浮大，其色当黑，而反黄。此是土之克水，为大逆，十死不治。"不难发现，王叔和补充了足少阴经别辨证特点。

此外，王叔和还归纳、概括表里经脉病证临床表现的共同点。如《脉经·卷二·平人迎神门气口前后脉第二》指出："左手关上脉阴阳俱虚者，足厥阴与少阳经俱虚也。病苦恍惚，尸厥不知人，妄见，少气不能言，时时自惊。"此处把藏象学说与经络理论结合在一起，使脏腑经脉病证更加系统化。同时在经脉病证的诊断上，又将病证表现分为虚实两大类，使之辨证更明确，临床应用更方便，更易于掌握。

## （四）刺灸理论

《脉经》在关于针刺的深度和灸的壮数上，对过去的文献有所发挥。《灵枢·经水》中记载针刺的深度较浅，如"足阳明刺深六分，足太阳深

五分，足少阳深四分，足太阴深三分，足少阴深二分，足厥阴深一分"。而
《脉经》记载的针刺深度，已经大大超过了这个限度。如提出刺足三阳经可
以深达六至九分，足三阴经深达三至六分。另外，在灸的壮数上也较以前
的文献有很大的突破，如"灸期门百壮""灸膻中百壮"等。针刺深度和灸
疗壮数的增加，说明人们开始对经络和人体有了新的认识，将针灸疗法推
向了一个新的发展阶段。

# 二、妇产科

魏晋南北朝时期，中医妇科学取得了长足的发展，妇科疾病外治法特
色尤为显著，对于胎前、孕期、产后疾病的预防和治疗积累了丰富的经验。
在《小品方》古卷子本残卷序文内，引用的参考书目有《治妇人方》13 卷。
又据《隋书·经籍志》记载，南北朝时，有《范氏疗妇人药方》11 卷和徐
文伯《疗妇人瘕》1 卷。这些女科著作虽未见流传下来，但从现存医籍文献
的有关论述中，可推知这一时期，我国妇科知识更加丰富和充实。《脉经》
卷八、卷九保存了《金匮要略》的大部分内容，其中卷九主要是有关妇产
科的内容。与《金匮要略》妇人病三篇内容进行对照，可以发现《脉经》
的内容更加丰富。现具体论述如下：

## （一）妊娠

### 1. 妊娠脉象的描述

《内经》中有妊娠脉象的记载，如"阴搏阳别，谓之有子"（《素问·阴
阳别论》），"身有病而无邪脉也"（《素问·腹中论》）。《脉经·卷九·平妊
娠分别男女将产诸证第一》在此基础之上，进一步强调肾脉旺盛为妊娠脉
象主要特点，指出："肾名胞门、子户，尺中肾脉也。尺中之脉按之不绝，

法妊娠也。"同时，详细记载了妊娠早期、三月、五月不同时期的脉象特征："妊娠初时，寸微小，呼吸五至，三月而尺数也。脉滑疾，重以手按之散者，胎已三月也。脉重手按之不散，但疾不滑者，五月也。"

另外，《脉经·卷九·平妊娠分别男女将产诸证第一》中，还记载了多种辨别胎儿性别的方法。如根据脉象，言"左疾为男，右疾为女"；"左手沉实为男，右手浮大为女"；"尺脉左偏大为男，右偏大为女"。双胞胎的脉象特征为左右"俱疾为生二子"，"左右手俱沉实，猥生二男；左右手俱浮大，猥生二女"。虽然有些内容尚存在争议，但从一个侧面可以说明在当时对妊娠的重视，并且已经观察到双胎脉象的不同之处。

### 2. 逐月分经养胎法

《金匮要略》妊娠病载有"怀身七月，太阴当养不养，此心气实，当刺泻劳宫及关元，小便微利则愈"。本条经文可视为逐月分经养胎学说之源。王叔和在《脉经·卷九·平妊娠胎动血分水分吐下腹痛证第二》中，最早记载了十月养胎之法："妇人怀胎，一月之时足厥阴脉养，二月足少阳脉养，三月手心主脉养，四月手少阳脉养，五月足太阴脉养，六月足阳明脉养，七月手太阴脉养，八月手阳明脉养，九月足少阴脉养，十月足太阳脉养。诸阴阳各养三十日活儿。手太阳、少阴不养者，下主月水，上为乳汁，活儿养母。怀娠者不可灸刺其经，必堕胎。"其中尤其强调手太阳、太阴两经与月经、乳汁的生成密切相关，具有"活儿养母"的重要作用，并明确指出妊娠期间应慎用针灸疗法。

### 3. 妊娠病证及诊治

《脉经》论治疗妊娠病所涉及的方药与《金匮要略》相似，如治疗胞漏的胶艾汤，治疗妊娠腹痛的附子汤，治疗妊娠水肿的葵子茯苓散，治疗妊娠小便难的当归贝母苦参丸等。此外，《脉经》还列举了不同时期妊娠的脉象及其预后，如"妇人怀妊，三月而渴，其脉反迟者，欲为水分。复腹痛者，必堕胎。""五月六月，脉数者，必向坏；脉紧者，必胞漏；脉迟者，必腹满而喘。浮者，必水坏为肿。"这些内容均属有论而无方，为《金匮要略》所未备。

此外，《脉经·卷九·平妊娠胎动血分水分吐下腹痛证第二》中，还有类似羊膜早破引起堕胎的最早文献记载："妇人怀躯六月七月，暴下斗余水，其胎必倚而堕，此非时孤浆预下故也。"可见，当时在对妊娠疾病的诊断方面，已有较为丰富的临床经验。

**4. 对临产的诊断**

《脉经·卷九·平妊娠分别男女将产诸证第一》指出："妇人怀娠离经，其脉浮，设腹痛引腰脊，为今欲生也。但离经者，不病也。又法：妇人欲生，其脉离经，夜半觉，日中则生也。"所谓离经之脉，是指脉象背离常度，不同于正常节律。怀妊而见离经之脉且伴有腹痛引腰脊为临产征兆。从原文也可以看出，《脉经》有关临产症状表现及分娩时间的推算非常符合临床实际。后世医家逐渐完善了对临产脉象形态的描述。如《产孕集》曰："尺脉转急，如切绳转珠者，欲产也。"《景岳全书·妇人规·产要》云："试捏产母手中指本节跳动，即当产也。"

## （二）月经病

### 1. 津亏经闭

《灵枢·营卫生会》中，有"夺血者无汗，夺汗者无血"之说，成为"津血同源"的理论渊源。《伤寒论》中有"衄家不可发汗""亡血家不可发汗"之诫。王叔和将此理论应用于妇科月经病的辨证中，提出月经调畅与否与津液是否充足密切相关。如《脉经·卷九·平妊娠胎动血分水分吐下腹痛证第二》谓："妇人尝呕吐而胃反，若常多唾，其经又断，设来者必少。""有一妇人来诊,言经水少不如前者,何也?师曰:曾更下利,若汗出,小便利者,可。何以故?师曰:亡其津液,故令经水少。"指出由于吐下后伤津而导致月经量少。又《脉经·卷九·平带下绝产无子亡血居经证第四》载:"妇人血下,咽干而不渴,其经必断,此荣不足,本自有微寒,故不引饮。渴而引饮者,津液得通,荣卫自和,其经必复下。"指出荣卫亏虚,里有微寒可引发经闭不通,当治以养血散寒,使阴津充足,运行流畅,荣卫调和,则经水自然来复。

### 2. 经期郁冒

"郁冒"不局限于产后病,《金匮要略》将"郁冒"列入新产"三病"之中,而王叔和在仲景"产后郁冒"的基础上又补充了"经期郁冒"一症,两者病机相同。如在《脉经·卷九·平郁冒五崩漏下经闭不利腹中诸病证第五》中载有:"问曰:妇人病经水适下,而发其汗,则郁冒不知人,何也?师曰:经水下,故为里虚,而发其汗,为表复虚,此为表里俱虚,故令郁冒也。"即因经期误汗导致表里俱虚,而出现郁冒之症。可见《脉经》非常重视经期这一特殊生理时期,正如后世《校注妇人良方》中所言:"若遇经行,最易谨慎,否则与产后证相类。"

### 3. 五崩之证

《脉经》首次提出"五崩"之证。《脉经·卷九·平郁冒五崩漏下经闭不利腹中诸病证第五》曰:"五崩何等类?师曰:白崩者形如涕,赤崩者形如绛津,黄崩者形如烂瓜,青崩者形如蓝色,黑崩者形如衃血也。"这是首次关于五色崩的记载。其后《肘后备急方》中有"治妇人崩中漏下青、黄、赤、白使人无子方"。《诸病源候论·妇人杂病诸候二》又予以补充,提出"崩中五色""漏下五色'及"崩中漏下五色"。

### 4. 对特殊月经现象的认识

《脉经》首次记载"激经""居经""避年"及月经一月两行。

激经又称盛胎、垢胎，指孕后月经仍按月来潮。《脉经·卷九·平妊娠胎动血分水分吐下腹痛证第二》中详细讨论了激经所见脉象、症状与病机。"妇人经月下，但为微少。师脉之，反言有躯，其后审然，其脉何类？何以别之？师曰：寸口脉阴阳俱平，荣卫调和，按之滑，浮之则轻，阳明、少阴，各如经法，身反洒淅，不欲食饮，头痛心乱，呕哕欲吐，呼则微数，吸则不惊，阳多气溢，阴滑气盛，滑则多实，六经养成，所以月见……今阳不足，故令激经也。"轻取脉浮，重取脉滑，说明阳气充盛，阴血有余，故见激经之症。

《脉经》所言"居经"实为病理性，而非三月一潮的生理现象。如《脉经·卷九·平带下绝产无子亡血居经证第四》曰："师曰：寸口脉微而涩，微则卫气不足，涩则血气无余。卫不足，其息短，其形燥；血不足，其形逆，荣卫俱虚，言语谬误。趺阳脉浮而涩，涩则胃气虚，虚则短气，咽燥而口苦，胃气涩则失液。少阴脉微而迟，微则无精，迟则阴中寒，涩则血不来，此为居经，三月一来。"此分别从寸口脉、趺阳脉、少阴脉三方面阐述了居经的病机及伴有症状，将居经病机总结为阳虚血少、胃气不足、肾精亏虚。此外，还论述了如何根据脉象鉴别妊娠与居经。

避年指月经一年一行，属于特殊生理现象。《脉经》记载曰："师曰：有一妇人将一女子，年十五所，来诊。言女年十四时经水自下，今经反断，其母言恐怖。师曰：言此女为是夫人亲女，非耶？若亲者，当相为说之。妇人因答言：自是女尔。师曰：所以问者无他，夫人年十四时，亦以经水下，所以断，此为避年，勿怪，后当自下。"

### （三）妇科杂病

#### 1. 首载"阴挺"

《脉经·卷九·平阴中寒转胞阴吹阴生疮脱下证第七》中说："少阴脉弦者，白肠必挺核。少阴脉浮而动，浮则为虚，动则为痛，妇人则脱下。"白肠即子宫。"挺核""脱下"，指胞宫挺出，脱出于阴户之外。《诸病源候论》中称为"阴挺出下脱候"。

#### 2. 论不孕症

《脉经》对于不孕症的认识有两个特点：

其一，区分了原发性不孕和继发性不孕两种情况。如《脉经·卷九·平带下绝产无子亡血居经证第四》中曰："脉微弱而涩，年少得此为无子，中年得此为绝产。"文中分别用"无子"和"绝产"来区别两种不孕症。

其二，强调阳虚寒凝是导致本病的主要病机。如《脉经·卷九·平带下绝产无子亡血居经证第四》曰："妇人少腹冷，恶寒久，年少者得之，此为无子；年大者得之，绝产……师曰：少阴脉浮而紧，紧则疝瘕，腹中痛，半产而堕伤。浮则亡血，绝产，恶寒。师曰：肥人脉细，胞有寒，故令少子。其色黄者，胸上有寒。"

由此可见，《脉经》所载妇产科知识不仅内容丰富，而且辨证要点突出，在妊娠生理病理、月经病以及杂病等诸多方面均有较多阐发。值得一提的是王叔和在对妇人病的辨治过程中，还十分重视因人制宜的原则，如将带下病按已产、未产、未嫁分为三门，即胞门、龙门、玉门，又列举了未出门女之三病等。

### （四）妇科病案评议

《脉经》卷九还出现了问答形式的病案讨论，从文字、体例、内容看与

《金匮要略》类似，是十分珍贵的妇科资料。这些病案为什么《金匮要略》不载？是张仲景原文？还是王叔和之文？未见定论。本节截取《脉经》所载部分妇科病案，逐一分析如下：

### 1. 妊娠脉

有一妇人，年二十所，其脉浮数，发热呕咳，时下利，不欲食。脉复浮，经水绝，何也？师曰：法当有娠。何以故？此虚家法当微弱，而反浮数，此为戴阳。阴阳和合，法当有娠。到立秋热当自去，何以知然？数则为热，热者是火，火是木之子，死于未。未为六月位，土王，火休废，阴气生，秋节气至，火气当罢，热自除去，其病即愈。(《脉经·卷九·平妊娠胎动血分水分吐下腹痛证第二》)

**按语：** 对妊娠脉的论述，始于《素问·阴阳别论》"阴搏阳别，谓之有子"，《素问·平人气象论》"手少阴脉动甚者，妊子也"。《脉经·卷九·平妊娠分别男女将产诸证第一》谓："少阴，心脉也。心主血脉，又肾名胞门、子户，尺中肾脉也，尺之脉按之不绝，法妊娠也。"这与现代医家认为尺脉滑利为妊娠脉一致。此案，患妇妊娠所见"发热呕咳，时下利，不欲食"诸症应系脾胃弱于前，妊娠后肝气横逆，易乘脾土，或饮食不节，脾胃受伤，招致肝木来乘，而导致肝旺所致，治应疏肝和胃。若持"立秋热当自去"之说，应系当时医家利用五行相互生克制化推演四季变迁之术，临床不宜照搬。

### 2. 经断不来

有一妇人来诊，自道经断不来。师言：一月为衃，二月为血，三月为居经。是定作躯也，或为血积，譬如鸡乳子，热者为禄，寒者为浊，且当须后月复来，经当入月几日来。假令以七日所来，因言且须后月十日所来相问。设其主复来者，因脉之，脉反沉而涩，因问曾经半生，若漏下亡血者，定为有躯。其人言实有是，宜当护之。今经微弱，恐复不安。设言当奈何？当为合药以治之。(《脉经·卷九·平妊娠胎动血分水分吐下腹痛证第二》)

**按语：** 妇女生长发育的各个阶段，肾气的盛衰为关键的因素。肾气充盛与渐衰是月经来潮与经断不来的内在因素。此案"经断不来"，王叔和分析了可能的原因及预后，若考虑妇人七七天癸竭，不断无疾血有余，已断复来审其故，邪病相干随证医。但若室女年幼，气血尚未充足，有经来数月复又不来者，若无他证所苦，则不得谓之灾疾，必是避年，或气血未充，需要配合药物治疗。

有一妇人来诊，自道经断即去。师曰：一月血为闭，二月若有若无，三月为血积，譬如鸡伏子，中寒即浊，中热即禄。欲令胎寿，当治其母。侠寒怀子，命则不寿也。譬如鸡伏子，试取鸡一，毛拔去，覆子不遍，中寒者浊。今夫人有躯，小腹寒，手掌反逆，奈何得有躯？妇人因言：当奈何？师曰：当与温经汤。设与夫家俱来者，有躯；与父母家俱来者，当言寒多，久不作躯。(《脉经·卷九·平妊娠胎动血分水分吐下腹痛证第二》)

**按语：** 此案脉诊辨治大体同前。病妇"小腹寒，手掌反逆"，系阳气不足，经脉受寒，血液运行不畅，出现手足厥寒，肢体痹痛，选用温经汤，气血同补，温养以通。至于"与夫家俱来者，有躯"或"与父母家俱来者，当言寒多，久不作躯"之说，实为临床多见，可作为侧面补充材料，但不必生搬硬套，需要灵活处理。

### 3. 癥瘕疑孕

有一妇人来诊，因言阴阳俱和调，阳气长，阴气短，但出不入，去近来远，故曰反。以为有躯，偏反血断，断来几日，假令审实者，因言急当治，恐经复下。设令宫中人，若寡妇无夫，曾夜梦寐交通邪气，或怀久作癥瘕，急当治下，服二汤。设复不愈，因言发汤当中。下胎而反不下，此何等意邪？可使且将视赤乌（一作赤马）。(《脉经·卷九·平妊娠胎动血分水分吐下腹痛证第二》)

**按语**：癥瘕是妇科常见病、疑难病症，病机多因脏腑失调，气血阻滞，瘀血内结，气聚为瘕，血瘀为癥。此案脉诊见"阴阳俱和调"，但"阳气长，阴气短"，容易误诊。考虑到宫女、寡妇等，夜梦交合，邪气积聚而成癥瘕，可"急当治下"，仍不效，则以活血化瘀、软坚散结为主，佐以行气化痰，兼调寒热。但又必须根据患者体质强弱，病之久暂，酌用攻补，或先攻后补，或先补后攻，或攻补兼施等法，随证施治，并需遵循"衰其大半而止"的原则，不可一味地猛攻峻伐，以免损伤元气，造成虚实夹杂，"赤""乌"莫辩。

### 4. 下利经停

有一妇人，年六十所，经水常自下，设久得病利，少腹坚满者为难治。

有一妇人来诊，言经水少，不如前者，何也？师曰：曾更下利，若汗出、小便利者可，何以故？师曰：亡其津液，故令经水少。设经下反多于前者，当所苦困。当言恐大便难，身无复汗也。(《脉经·卷九·平妊娠胎动血分水分吐下腹痛证第二》)

**按语**：此两案多有疑点。前案病妇年六十，月经应将闭止，未止者，考虑肾气充，冲任二脉胜。若仅"病利""少腹坚满"，而未诉"头昏目眩""心烦易怒""经漏淋沥不断""耳鸣心悸"，或"潮热汗出"诸症，临床治疗需要加以分析，断不能仅凭"病利""少腹坚满"而断为难治。后案妇人有经水过少，一般多考虑血虚之故。本案考虑津亏血虚当经缩，可谓临证以备。

### 5. 带下问诊

有一妇人，年五十所，病但苦背痛，时时腹中痛，少食多厌，喜胀，其脉阳微，关、尺小紧，形脉不相应，愿知所说？师曰：当问病者饮食何如？假令病者言，我不欲饮食，闻谷气臭者，病为在上焦。假令病者言，我少多为欲食，不食亦可，病为在中焦。假令病者言，我自饮食如故，病为在下焦，为病属带下。当以带下治之。(《脉经·卷九·平带下绝产无子亡血居经证第四》)

**按语：**带下病是指带下量明显增多，色、质、气味异常，或伴有全身或局部症状。临床表现常见白带增多、绵绵不断，腰痛，神疲等，或见赤白相兼，或五色杂下，或脓浊样，有臭气等。带下多由饮食不节，劳倦过度，或忧思气结，损伤脾气，或房室不节，年老久病，损伤肾气，脾肾不能运化水湿，带脉失约，以及恣食厚味酿生湿热，或情志不畅，肝郁脾虚，湿热下注，或感受湿毒、寒湿等引起。此案凭脉问诊，实为临床多见，从侧面反映了王叔和临床经验之丰富，临床并非仅限于脉诊之一端。

### 6. 转胞证

有一妇人病，饮食如故，烦热不得卧，而反倚息者，何也？师曰：得病转胞，不得溺也。何以故？师曰：此人故肌盛，头举身满，今反羸瘦，头举中空感，胞系了戾，故致此病，但利小便则愈，宜服肾气丸，此中有茯苓故也。(《脉经·卷九·平阴中寒转胞阴吹阴生疮脱下证第七》)

**按语：**本案虽名转胞，但就治法而言病治虽符，病由更似膀胱病。考转胞病，胞，通脬，膀胱也。又称胞转、转脬。临床表现为脐下急痛、小便不通。《诸病源候论·小便病诸候》曰："胞屈辟不通，名胞转。其病状，脐下急痛，小便不通是也。"因强忍小便，如忍尿疾走、忍尿入房、饱食忍尿等，或寒热所迫，或惊忧暴怒，气迫膀胱，使膀胱屈戾不舒所致。治年老者宜补肾，用金匮肾气丸、六味地黄丸等方。考察原文，此妇人"故肌盛，头举身满"，"今反羸瘦，头举中空感，胞系了戾"，"饮食如故，烦热不得卧"等。此病证表现，正如《杂病源流犀烛·膀胱源流》所言："膀胱病者，热结下焦，小腹苦满，胞转，小便不利，令人发狂。"读者宜细审。

总之，《脉经》中的妇产科内容，既继承了《内经》《金匮要略》的辨证精髓，又详于理论阐发，在妇产科学术史上具有承前启后的重要价值。

# 三、儿科

《脉经》时代，中医儿科学尚处在萌芽期。与《脉经》相近者，仅有儿科医案记载。如西汉名医淳于意（仓公）曾以下气汤治小儿气鬲病案，东汉名医华佗曾以四物女宛丸治小儿下利病案。《伤寒杂病论》也未见直接论述。《脉经》关于小儿脉诊的论述相对较少，但其对生理变蒸及风痫、乳（食）积、飧泄、囟陷等杂病的脉证和预后的论述，以开后世小儿脉证论治法门，给后世医家许多启发。

## （一）生理脉象

小儿脏腑娇嫩，血少气弱，形气未充，精、血、津液、肌肤等有形之质皆未充实、完善，各脏腑功能活动均属幼稚和不稳定状态，所以脉象特点与成人不同。其特殊之处尤其以3岁以下小儿无法分辨寸关尺为主。但是，《脉经·卷九·评小儿杂病证》提出："诊小儿脉，多雀斗，要以三部脉为主。"小儿平脉至数，是因年龄大小而异，《脉经·卷一·平脉视人大小长短男女逆顺法》言："小儿四五岁，脉呼吸八至，细数者，吉。"《脉经·卷九·评小儿杂病证》言："小儿脉，呼吸八至者，平。"亦是对于3岁以上小儿脉象所设，与目前临床所见一致。至于唐代王超著《仙人水镜图诀》提出指纹辨证手法，虽经历代医家反复修正，逐渐定型并为临床所用，却仍非脉诊之属。因此说，小儿脉诊之法应是自王叔和《脉经》始。

## （二）杂病脉象

小儿病理脉象分类较成人简化，《脉经》中关于小儿杂病脉诊主要论及风痫、乳（食）积、飧泄、囟陷等常见病症。如《脉经·卷九·评小儿杂病证》言："九至者伤，十至者困。""若紧为风痫，沉者乳不消，弦急者客忤气。""脉沉而数者，骨间有热，欲以腹按冷清也。""大便赤，青瓣，飧泄，脉小，手足寒，难已；脉小，手足温，易已。"

以上所述，有数、紧、沉、弦、小等脉，与现代医家所谓小儿浮、沉、迟、数、有力、无力六种基本脉象一致，均为辨别表、里、虚、实、寒、热之参考。

尽管《脉经》所论小儿脉诊略显粗简，但经唐宋以后医家不断补充，逐渐成说且日趋丰富。如《本事方·小儿病》曰："脉紧为风痫，沉缓为伤食，促急为虚惊，弦急为气不和，沉细为冷，浮为风，大小不均为恶候、为鬼祟，浮大数为风、为热，伏结为物聚，单细为疳劳。凡腹痛多喘哎而脉数者为有虫，浮而迟潮热者谓寒也，温之则愈。"《诊家枢要·小儿脉》言："及三岁以上，乃以一指按三关，常以六七至为率，添则为热，减则为寒。若脉浮数，为乳痫风热或五脏壅，虚濡为惊风，紧实为风痫，紧弦为腹痛，弦急为气不和，牢实为便秘，沉细为冷，大小不匀祟脉，或小或缓，或沉或细，皆为宿食不消。脉乱身热，汗出不食，食即吐，为变蒸也。浮为风，伏结为物聚，单细为疳劳。小儿但见憎寒壮热，即须问曾发斑疹否，此大法也。"

## （三）变蒸学说

《脉经·卷九·评小儿杂病证》言："小儿是其日数应变蒸之时，身热而脉乱，汗不出，不欲食，食辄吐哯者，脉乱无苦也。"由此可推知，"变蒸"现象应日而作，"脉乱无苦"应是正常发育所致，是小儿生长发育过程的自然现象。对于此说，历代医家意见不一。限于文献资料匮乏，我们无法得知王叔和撰《脉经》之时所参阅的医籍，但是"变蒸"之名，始见于《脉经》确属事实。《脉经》之后《诸病源候论》《千金要方》《小儿药证直诀》亦载"变蒸"，且另附变蒸周期之说，应是取《脉经》精华，仿《脉经》思路而成。

## （四）急症脉证

《脉经·卷九·评小儿杂病证》沿袭《脉经·卷七·热病阴阳交并少阴厥逆阴阳竭尽生死证》《脉经·卷七·重实重虚阴阳相附生死证》《脉经·卷七·热病十逆死日证》《脉经·卷九·平妇人病生死证》等诸篇的论述风格，以脉证判断病情吉凶逆顺，论述了一些病候的预后判断。例如，《脉经·卷九·评小儿杂病证》认为，"小儿大便赤，青瓣，飧泻"病，其预后转归在于"手足寒""手足温"之不同。另载，"小儿病而囟陷入"者，若"口唇干，目皮反，口中出气冷，足与头相抵，卧不举身，手足四肢垂，其卧正直如得缚，其掌中冷，皆死"；小儿病况较重，"汗出如珠，著身不流"，预后不佳；小儿病久"头毛皆上逆"者预后不佳，"耳间青脉起"多伴有肢体掣痛症状。不难发现，这种通过诊脉症判断病情轻重、推测预后吉凶的方法较寸口分属部位反映的更快，更有利于疾病的尽早判断及预测，或取自《素问·三部九候》所谓"一候后则病，二候后则病甚，三候后则病危"之说。尽管以上小儿"死证"在今天看来已非绝症，但也值得我们学习和借鉴。

# 四、外感病

温病之名，首见于《内经》"冬伤于寒，春必病温"的论述。张仲景将温病隶属于伤寒门下，但对温病的病因证治未予专门论述，致使温病学说的发展受到了束缚。王叔和《脉经》于《伤寒例》对温病的病因病机及分类上有所创新，可以看做是王叔和对温病学说发展的贡献。

## （一）时行之说

《素问·刺法论》曰："五疫之至，皆相染易，无问大小，病状相似。"虽有"疫气"之名称的记载及明确温病的传染性和流行性，但对"疫气"与自然界天时气候变化的关系未做详细论述。王叔和开始认识到"四时正气为病"与"时行疫气为病"的差别。《伤寒序例》曰："夫欲候知四时正气为病，及时行疫气之法，皆当按斗历占之。"如春气温和，夏气暑热，秋气清冷，冬气冷冽，此皆四时正气。其首创"时行"之说，指出："凡时行者，春时应暖，而复大寒；夏时应大热，而反大凉；秋气应凉，而反大寒；冬时应寒，而反大温。此非其时而有其气，是以一岁之中，长幼之病多相似者，此则时行之气也。"说明四季气候的反常与"时行之气"的传染具有十分密切的关系。后世医家如孙思邈、王焘、朱肱、庞安时等皆执此说，在当时具有较大的影响。

## （二）病名分类

关于温病的病因分类，《内经》有伤寒、温病、伤暑、疫气等。《难经》分为伤寒、中风、湿温、热病、温病五类。张仲景在《伤寒论》中有伤寒、中风、风温、温病、中喝等记载。可见上述文献中对病名分类的说法不尽相同，对每一个病名的理解亦不完全一致，因而难免出现一病数名或名同而病异的混乱现象。但有一点是相同的，即都把温病概括在广义伤寒之中。王叔和《伤寒例》以时气病总括外感性热病，在具体分类上，划分为伤寒、温病、风温、中暑、温疟、湿温、冬温、温毒、温疫九个类型。如伤寒为冬伤于寒，中而即病者；温病为中而不即病，致春而发病者；暑病为不即病，至夏而发病者；温疟为更感于寒者，风温为更感于风者；温毒为更感温热而发病者；温疫为更感于温气而发病者等。这较之前人有较大发展。

## （三）伏气学说

王叔和将温病的病因分为两种：一是说温病是冬时感寒邪藏于肌肤，至春为温病，至夏为暑病。他说："冬令严寒，万类深藏，君子固密，则不伤于寒。触冒之者，乃名伤寒耳。其伤于四时之气，皆能为病。以伤寒为毒者，以其最成杀厉之气也。中而即病者，名曰伤寒；不即病者，寒毒藏于肌肤，至春变为温病，至夏变为暑病。暑病者，热极重于温也。是以辛苦之人，春夏多温热病，皆由冬时触寒所致，非时行之气也。"这种寒邪内伏，至春夏自内外发而成伏气温病的观点，是对《内经》"冬伤于寒，春必病温"的进一步发挥。特别是他根据《内经》"冬不藏精，春必温病"的意义，和上面伏气学说有机地参合，提出体质虚是温病的内因，迄今仍具有较为重要的临床指导作用。二是更感异气，转为温病。他说："若更感异气而变为他病，当依旧坏证病而治之。若阳脉浮滑，阴脉濡弱者，更遇于风，变为风温；阳脉洪数，阴脉实大者，遇温热变为温毒，温毒为病最重也；阳脉濡弱，阴脉弦紧者，更遇温气，变为温疫。"这种更感异气之说，尽管详于脉而略于证，需予以补充阐述，但为后世温病理论的创新打下了基础。

## （四）温病治法

张仲景在《伤寒论》中虽有伤寒与温病治疗不同，温病不可误用辛温发汗之说，但并未详细阐述。王叔和认为，治疗温病与伤寒的治疗不同。

他说："冬温之毒，与伤寒大异。"并指出在同一种温病中，因感邪轻重、病程长短不同而治疗迥异。他说："冬温复有先后，更相重沓，亦有轻重，为治不同。"为后世创立卫气营血辨证来分治温病，提供了有力的依据。王叔和还指出了治疗温病的关键是早期诊断和治疗。尝谓："时气不和，便当早言，寻其邪由，及在腠理，以时治之，罕有不愈者。患人忍之，数日乃说，邪气入脏，则难为制……若或差迟，病即传变，虽欲除治，必难为力。"说明温病如不早期诊断和治疗，必传变入脏而难治，从而论证了早期诊断和治疗的重要性。《伤寒例》言："凡治温病，可刺五十九穴。"考之《灵枢》有"热病，取之诸阳五十九穴"之语。成无己云："刺以泻其热，而出其汗；实其阴，而补其不足。"此说上承经旨，以清热养阴作为治疗温病的大法，足以启发后世对温病之治疗。

由于受当时历史条件的限制，王叔和在论述温病的同时，仍未彻底脱离《伤寒论》的框框，在某些概念上显得模糊。但他在温病的分类和治法上有突破，创立伏气温病学说，对温病学之发展可谓贡献不小。

# 五、内科杂病

《脉经》关于内科杂病的学术思想，是以张仲景学说为立论基础，其发展也应是在对《伤寒论》《金匮要略》两书的继承和研究的基础上，结合王叔和自己的经验升华、抽象、概括的产物。对比《脉经》与《金匮要略》相关杂病诊治所述，《脉经》对内科杂病是围绕脉诊所见，展开对疾病病因病机的预测和预防，对疾病性质的判断，对疾病传变的预测，对病情标本缓急的分析与治疗。本章通过对《脉经》关于泄泻、肾实、肺痿三证病因病机、治则及预后的分析，了解王叔和有关内科杂病的诊治思想。

## （一）泄泻

泄泻一病，是以排便次数增多，粪质稀溏或完谷不化，甚至泻出如水样为主症的病证。《内经》称之为"鹜溏""飧泄""濡泄""洞泄""注下""后泄"等，且对本病的病因病机有较全面的论述，认为饮食、起居、情志失宜可发生泄泻，并说明泄泻的病变与脾胃大小肠有关，这些理论为后世奠定了基础。《难经·五十七难》首次从脏腑的角度提出了胃泄、脾泄、大肠泄、小肠泄、大瘕泄的名称，并分别论述了各自的临床表现。根据所述症状，其中的胃泄、脾泄、大肠泄属于现代泄泻的范畴，而小肠泄与大瘕泄，则属于痢疾。另外，《难经·十六难》指出，肾的内证可见小腹急痛，泄而下重，说明泄泻与肾的功能失常也有联系。汉唐方书将此病包括在"下利"之内，《金匮要略·呕吐哕下利病脉证治》的"下利"包括泄泻和痢疾两病，而对泄泻的论述概括为实热与虚寒两大类，并提出实热泄泻用"通因通用"之法。王叔和《脉经》有关病证的内容，大多采自《内经》《难经》《伤寒杂病论》，其独立见解较少，对泄泻的相关论述也是如此，但依据脉诊以辨泄泻的脏腑病位则是其特色。《脉经》确立了寸口脉脏腑配位的基本方法，也常借此以诊断泄泻的脏腑病位，如《脉经·卷二》论左手寸口诊候心与小肠，其脉浮沉俱虚者为心与小肠俱虚，可见洞泄。右手寸口候肺与大肠，其脉浮取而虚者为大肠虚，可见肠鸣、泄白。右手关部候脾与胃，其脉沉取而虚者为脾虚，可见泄注、腹满、肠鸣、霍乱；若其脉浮沉俱实者为脾胃实证，可见泄利、腹痛等；若其脉浮沉俱虚者为脾胃虚证，可见泄注不已。两手尺部候肾与膀胱，右手尺脉浮沉俱虚者为肾与膀胱虚证，可见洞泄、寒泄等。

### 1. 病因病机

王叔和《脉经》对泄泻的病因病机并无专门的论述，只是在论述相关诊候时，涉及泄泻的一些病机问题。从病位而言，所论主要为脾胃、小肠、大肠、肾。如《脉经》卷六论经脉病证时指出："脾气弱，病利下白、肠垢。""趺阳脉浮大者，此胃家微，虚烦，圊必日再行。"《脉经》卷四则指出："尺脉细微，溏泄下冷利。"《脉经》卷一则谓："脉沉而细，下焦有寒，小便数，时苦绞痛，下利重。"从上述引文可见，《脉经》论泄泻的病性，以虚、寒为主。对此，《脉经》卷四也有较多的论述，认为"胃中有寒，苦不能食，时时利者，难治"，脾绝、大肠绝都可见泄利无度之症。

### 2. 治则治法

王叔和《脉经》对泄泻的治疗，除引用《内经》《伤寒杂病论》的内容外，仍强调辨证论治，扶正祛邪。大致可分为以下几种情况：一是虚寒之证采用温补法。如《脉经》卷七所言："下利，欲食者，就当温之。"代表方如当归四逆汤。二是针对脾虚滑泄用收涩法。如《脉经》卷二云："关脉濡，苦虚冷，脾气弱，重下病。宜服赤石脂汤、女萎丸，针关元，补之。"三是针对有形实邪用泻下法。如《脉经》卷八谓："下利而腹痛满，为寒实，当下之。"四是针对水饮内停用利小便法。如《脉经》卷二云："关脉伏，中焦有水气，溏泄。宜服水银丸，针关元，利小便，溏泄便止。"五是针对邪实在上用涌吐法。如《脉经》卷七说："病胸上诸实，胸中郁郁而痛不能食，欲使人按之，而反有浊唾，下利日十余行，其脉反迟，寸口微滑，此可吐之，吐之利即止。"此外，在对泄泻的治疗上，多结合针灸、外治方法的运用。

### 3. 预后判断

关于泄泻的预后，《难经·十七难》从脉证顺逆关系的角度，指出"病若大腹而泄者，脉当微细而涩，反紧大而滑者，死也"，即阴证见阳脉，脉证相逆，预后不良。《脉经》卷四也从脉证关系的角度加以判断，指出："洞泄，食不化，不得留，下脓血，脉微小迟者，生；紧急者，死。"泄注，脉缓时小结者，生；浮大数者，死。"即虚证见虚脉，脉证相符者预后较好。若虚证见实脉，脉证不符者预后不良。

## （二）肾实

肾实证，是指肾病邪气盛实出现的证候，多由寒热、水湿、瘀血等邪留阻肾脏、经络，或壅闭其窍道所致。肾实证理论由来已久，但限于"肾无实，不可泻"（《医学正传》）传统理论的束缚，尚未形成完善的理论体系。事实上，肾实证古来有之，《内经》就记载有肾气实、肾胀、肾气热、肾痹等证。纵观历代文献，有肾实、肾积、肾满、肾著、肾壅、肾邪实、肾实热等名。《脉经》充分肯定肾实证的客观存在，并对其因、机、证、治有所发挥，可为现代肾实证的研究提供一些思路。

### 1. 病因病机

王叔和的《脉经·卷一·平虚实第十》对于"虚实"提出见解："人有三虚三实，何谓也？然：有脉之虚实，有病之虚实，有诊之虚实。脉之虚实者，脉来软者为虚，牢者为实。病之虚实者，出者为虚，入者为实；言者为虚，不言者为实；缓者为虚，急者为实。诊之虚实者，痒者为虚，痛者为实。外痛内快，为外实内虚；内痛外快，为内实外虚。故曰虚实也。"王叔和还另补充了脉之虚实："浮之损小，沉之实大，故曰阴盛阳虚。沉之损小，浮之实大，故曰阳盛阴虚。"此为脉之虚实。《脉经·卷七·重实重虚阴阳相附生死证第十九》曰："邪气盛则实，精气夺则虚"，此为病之虚实。《脉经·卷九·平妊娠胎动血分水分吐下腹痛证第二》曰："寸口脉微而弱，气血俱虚"，此为诊之虚实。

王叔和之前，早在《内经》一书中，已明确指出肾之为病有虚实之分，并对其实性病证有较为详细的论述。如《素问·脏气法时论》指出："肾病者，腹大胫肿，喘咳身重，寝汗出，憎风；虚则胸中痛，大腹小腹痛，清厥意不乐。"此论肾病证候，后句特指其虚，前句所述腹大胫肿、喘咳身重等当属肾之实性病证。《灵枢·本神》曰："肾气虚则厥，实则胀。"所谓肾胀，为"腹满引背央央然，腰髀痛"（《灵枢·胀论》)，不但将肾病分为虚实两端，且论述了肾实可致肾胀。《素问·玉机真脏论》论五脏虚实谓："脉盛、皮热、腹胀、前后不通、闷瞀，此谓五实。"五实即五脏邪气盛实。因肾开窍于前后二阴，若邪气壅盛于肾，则前后不通，故张志聪注曰前后不通，肾气实也。《灵枢·五邪》曰："邪在肾，则病骨痛，阴痹。阴痹者，按之而不得，腹胀腰痛，大便难，肩背颈项痛，时眩。"《灵枢·淫邪发梦》曰："肾气盛，则梦腰脊两解不属。"进一步论述了肾实证候。此外，《内经》还论及肾实证的脉象："肾脉搏坚而长，其色黄而赤者，当病折腰……"（《素问·脉要精微论》)

王叔和《脉经》继承前人所述，同时论述了肾实和肾与膀胱俱实等证，证见"病苦膀胱胀闭，少腹与腰背相引痛"，并突出强调了肾实证的脉象为尺脉实，如"尺脉数""尺脉粗""脉急盛""脉滑盛""左右手关后尺中阴实者"，为肾实证诊断提供了依据。《脉经》卷二对肾实病证有较为具体的阐述。其一，"肾实热者，病苦膀胱胀闭，小腹与腰脊相引痛也"。其二，"左手关后尺中阴实者，肾实也，苦恍惚健忘，目视䀮䀮，耳聋怅怅善鸣，刺足少阴经，治阴"。其三，"左手尺中神门以后脉阴实者，足少阴经也，病苦膀胱胀闭，少腹与腰脊相引痛"。其四，"右手尺中神门以后脉阴实者，足少阴经也，病苦痹，身热心痛，脊胁相引痛，足逆热烦"。

唐·孙思邈《千金要方》对肾实证的论述日渐深刻。《千金要方·卷十九·肾虚实》进一步补充说："左手尺中神门以后脉阴实者，足少阴经也。病苦舌燥咽肿，心烦嗌干，胸胁时痛，喘咳汗出，小腹胀满。腰背强急，体重骨热。小便赤黄，好怒好忘，足下热疼，四肢黑，耳聋，名曰肾实热也。"右手尺中神门以后脉阴实者，足少阴经也，病苦痹，身热心痛，脊胁引痛，足逆热烦，名曰肾实热也。"但其所论基本以《脉经》内容为主，而相对集中而已。

**2. 治则治法**

《脉经》对肾实病证的治疗甚少论述，只在《脉经·卷二·平三关阴阳二十四气脉第一》中提到"刺足少阴经，治阴"。隋唐医家多有阐述，如隋·巢元方《诸病源候论·肾病候》中具体的描述了肾气实的证候，并明言肾实宜泻的治疗原则。"肾气盛为志有余，则腹胀，飧泄，体肿，喘咳，汗出憎风，面目黑，小便黄，是为肾气实也，则宜泻之。"唐·孙思邈《千金要方·卷十九·肾虚实第二》则记载了治疗肾实热的相关方剂。如"治肾实热，小腹胀满，四肢正黑，耳聋，梦腰脊离解及伏水等，气急，泻肾汤方。""治肾热，好怒好忘，耳听无闻，四肢满急，腰背转动强直方。""治肾热，小便黄赤不出，出如栀子汁，或如黄柏汁，每欲小便即茎头痛方。"《千金要方·卷十九·肾劳第三》曰："治肾劳实热，小腹胀满，小便黄赤，末有余沥，数而少，茎中痛，阴囊生疮，栀子汤方。"《千金要方·卷十九·骨极第五》则曰："治骨极，主肾热病，则膀胱不通，大小便闭塞，颜焦枯黑，耳鸣虚热，三黄汤方。"另外，《千金要方·卷六下·耳病第八》等也有零散的论述。

**（三）肺痿**

肺痿，是指肺叶痿弱不用，临床以咳吐浊唾涎沫为主症，为肺脏的慢性虚损性疾患。肺痿病名，最早见于《金匮要略·肺痿肺痈咳嗽上气病脉证治》。"寸口脉数，其人咳，口中反有浊唾涎沫者何？师曰：为肺痿之病。"历代医家均认识到肺痿是多种肺系疾病的慢性转归，故常与相关疾病合并叙述，并且提示肺痈、肺痨、久嗽、喘哮等伤肺，均有转化成为肺痿的可能。结合王叔和《脉经》收入了《伤寒杂病论》对肺痿的论治内容，对肺痿予以补充认识如下。

### 1. 前人的认识

考察《素问·痿论》所论，首先应将肺与痿联系起来论述。如"肺热叶焦，则皮毛虚弱急薄，著则生痿躄也"，认为五脏病变皆可致痿，其内容在《太素》二十五卷被明确冠以"五脏痿"之名，但"五脏痿"实际所论仍是皮脉筋肉骨五体痿，以所合之脏题之，意在强调五脏气热致痿的病机，因此，并非真正意义的脏痿。《金匮要略》对肺痿的病因病机、临床表现及治疗进行了较为系统的论述。其临床表现为"寸口脉数，其人咳，口中反有浊唾涎沫者何？师曰：为肺痿之病。"对因咳为肺痿及肺痿吐涎沫而不咳的病机作了初步探讨，如"热在上焦者，因咳为肺痿，肺痿之病，从何得之？师曰：或从汗出，或从呕吐，或从消渴，小便利数，或从便难，又被快药下利，重亡津液，故得之。"又说："肺痿吐涎沫而不咳者，其人不渴，必遗尿，小便数。所以然者，以上虚不能制下故也。此为肺中冷，必眩，多涎唾，甘草干姜汤以温之。"分析《金匮要略》所论，肺痿是指肺脏机能痿弱不振之病，属于脏痿。其或因汗、吐、利、下导致津液重亡，上焦阴虚内热，肺失濡润而成，或由上焦虚冷而致。临床以张口短气、咳唾涎沫为主症，虚热证见脉虚数而咳吐浊唾涎沫，虚寒证见不咳、不渴、多涎唾、小便数，甚则遗尿。

### 2.《脉经》的发展

与《金匮要略》比较，王叔和对肺痿病因病机的认识有所发展，并补充了临床症状、治疗方药、鉴别诊断等。《脉经·卷八·平肺痿肺痈咳逆上气痰饮脉证第十五》论肺痿的病因病机曰："热在上焦者，因咳为肺痿。肺痿之病，从何得之？师曰：或从汗出，或从呕吐，或从消渴，小便利数，或从便难，数被駃药下利，重亡津液，故得之。"论肺痿的脉症曰："寸口脉不出，而反发汗，阳脉早索，阴脉不涩，三焦踟蹰，入而不出。阴脉不涩，身体反冷，其内反烦，多吐唇燥，小便反难，此为肺痿，伤于津液。便如烂瓜，亦如豚脑，但坐发汗故也。"对肺痿的治疗，亦采用了《金匮要略》甘草干姜汤。论肺痿的鉴别诊断则曰："咳而口中自有津液，舌上胎滑，此为浮寒，非肺痿也。""咳唾脓血，脉数虚者，为肺痿。脉数实者，为肺痈。"另外，《脉经》对肺痿的预后轻重已有所认识，指出："肺痿咳唾，咽燥欲饮水者，自愈。自张口者，短气也。"

# 王叔和

## 后世影响

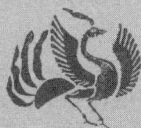

《脉经》因总结并汇集了魏晋之前脉学理论的最高成就，历来被人们所重视。就名称而言，《脉经》是我国现存最早的一部脉学专著，在理论研究与临床实践中产生了巨大影响。就内容而言，《脉经》除保存了大量古佚医书的珍贵资料外，几乎转录了张仲景《伤寒杂病论》的全部内容，成为《伤寒论》《金匮要略》的古传本之一，有益于《伤寒论》流传于今。明代陈嘉谟在他纂辑的《本草蒙筌》中，引用《历代名医图赞》一诗来赞颂王叔和。诗中写道："晋王叔和，方脉之科；撰成要诀，普济沉疴。"因此，《脉经》成书后既有历史意义，又有现实价值。

# 一、历代评价

## （一）对《脉经》的评价

脉诊是中医学"四诊"之一，它是我国在世界医学史上的独特创造。脉诊早在春秋战国时期就有了，《周礼》就有关于切脉可以观察内脏病变的记载。《内经》《难经》也有丰富的脉学内容。古代名医扁鹊被认为是脉学的创始人。《史记》说："至今天下言脉者，由扁鹊也。"到了汉代，脉学的内容进一步充实，使用的范围也进一步扩大。当时名医淳于意（又叫仓公），就曾从他老师公乘阳庆那里接受了《扁鹊脉书》，专心致志地学了三年脉法，每逢看病习惯首先诊脉，强调"医治病人，必先切其脉"。东汉名医张仲景，脉学的造诣更深。他的《伤寒杂病论》，已广泛地把脉象作为证治论述的一个根据。1973年，马王堆3号汉墓出土的帛书，也有用脉诊判断疾病的宝贵材料。可见，在王叔和之前，历代医家在脉学上已经积累了丰富的经验。但是，历史上有关脉学的资料繁杂、零乱，内容也极不统一，不便于系统学习、掌握和运用。因而，王叔和感叹说："脉理精微，其体难辨，弦紧浮芤，展转相类，在心易了，指下难明。"为了提高脉学的科学性，更大地发挥它在诊断疾病方面的作用，王叔和深感有将它系统化、专门化的必要。于是，他毅然担当起整理历代脉学资料的重任。王叔和在《脉经》序中说："今撰集岐伯以来，逮于华佗，经论要诀，合为十卷。"这就是说，从岐伯到华佗，以及不大知名的医家，凡是有关脉学的论述，他都收集起来，"采撷各家之说"，进行了认真鉴别和整理。

王叔和对收集到的资料，不是随意堆砌了事，而是下一番去芜存菁的功夫，分门别类，条分缕析，按"百病根源，各以类例相从"。《脉经》开宗明义，在第一篇《脉形状指下秘诀第一》中，就把各种脉象归纳成浮、芤、洪、滑、数、促、弦、紧、沉、伏、革、实、微、细、软、弱、虚、散、缓、迟、结、代、动等24种，并分别作了简明的注释。《脉经》第一次把散见在各书的脉象记载，集中起来作完整的叙述，并对它们的性状逐一加以比较明确的描写。这有利于临床医生掌握其要领，克服"脉理精微、指下难明"的困难。

同时，王叔和整理脉学资料，并非原文照搬，而是结合自己的临证经验，有选择有重点地加以概括。比如，他肯定了"寸口诊法"的定位诊断就是一个突出的例子。关于诊脉的部位，古代曾有"遍诊法"和"三部诊法"等记载。所谓"遍诊法"，就是按摸全身可以触摸到的动脉。这种方法，《内经》《难经》已有记述，不过王叔和在几种切脉部位中有选择、有重点地加以概括。 总之，王叔和的《脉经》汲取了魏晋以前的脉学研究成果，集其大成，又结合自己的临床实践，补充了新的内容，成为历代"医门之龟鉴，诊切之指的"，也是我国现存最早的完整的脉学专著。

后世对于《脉经》的评价大多甚高，如孔祥序撰文评价如下：①确立脉象指下标准。《脉经》第一次系统论述各种脉象，总结为24种，并准确地描述了各脉不同的指下感觉。24种脉象奠定了诊脉指下标准的基础。以后历代医家对脉象的认识，虽表述互异，各有发挥，但均未离开《脉经》的基本概念。《脉经》为中医脉象指下标准确立的规范，不但在医学史上有重大意义，而且对今天临床诊断有现实价值。②奠定脉名种类基础。历代脉书脉名均在《脉经》基础上增减。南宋崔嘉彦《脉诀》为28脉，较《脉经》增加牢、长、短、疾四脉。明李中梓《诊家正眼》、广州中医学院《中医诊断学讲义》脉名与崔氏同。明李时珍《濒湖脉学》为27脉，较崔氏少一疾脉。清周学霆《三指禅》、日本大西葆光《脉原》、现代崔玉田等《中医脉学研究》宗之。而清张璐《诊宗三昧》不加选择地罗集诸家脉名32种，繁琐而脱离实际，不审之甚。明张介宾《景岳全书》只把脉象定为16种，也不足以尽诊脉在辨证论治上的作用。这些详略失当的分法，更说明《脉经》24脉在脉学诊断上的奠基意义。③总结脉象临床意义。在脉象主病上，《脉经》作了大量的论述，有大量条文则是结合脉、证、病机及治疗对临床实践的总结。这些论述首次对脉诊的临床意义作了较为系统的总结，反映了当时的脉学成就，在今天临床上仍有参考价值。④首开脉象鉴别先河。《脉经》提出的浮与芤、弦与紧、革与实、滑与数、沉与伏、微与涩、软与弱、迟与缓八组相类脉，对脉象鉴别有重要意义。这对后世辨脉有很大启发示范作用，确有开山首功。

沈炎南认为，王叔和在整理其前代脉学文献的基础上，结合自己的丰富经验，有所发挥与创见。《脉经》广泛引载了魏晋以前历代名医有关脉学论述，因而使不少早已湮没失传的脉学论著在《脉经》中还可略窥一斑。

如《脉法赞》《四时经》早已失传，而《脉经》中有引录。至于《脉经》引用古佚医书的问题，已另设篇章来论述。

至于《脉经》的瑕疵，孔祥序认为：《脉经》所辑录汉以前医学文献多数未注明出处，选材欠严审，一些资料与脉学无关，对不同见解也未阐明己见，有时同类性质问题先后分置，在编纂体例上较王焘《外台秘要》混乱。在著述中强调某脉见某病，以脉断证，难免有不切实际之处。特别是关于"王脉""相脉""囚脉"的记载，更是明显受唯心思想影响的结果。沈炎南认为：《脉经》也存在一定的局限性，个别地方夹杂有糟粕成分。然而，瑕不掩瑜，并不影响本书的重大价值。

## （二）《脉经》的影响

《脉经》成书以后，流传较广，影响较大，历经千百年而不衰，历代都把它视为学习中医的必读书。唐代太医署、宋代太医局等都把《脉经》列为习医的基本课程之一。后世论脉者，更是把本书奉为脉学理论的经典、脉学之正宗。

据李涛考证，唐僧义净于公元 678～695 年在印度曾以切脉法向印度人夸耀。1313 年波斯（伊朗）学者兼医生拉什德·阿尔丁·阿尔哈姆丹尼（（Rashid al-Din al-Hamdani）主持编纂了一部波斯文的中国医学百科全书，名为《伊尔汗的中国科学宝藏》，参加编译工作的医生和学者，有波斯人、汉人和波斯裔中国人。这部丛书包括四部中国医著的译本，第一部就是《王叔和脉诀》的全译本，说明此时阿拉伯医学对中医脉学的了解较前代更为深入。17 世纪来华传教的波兰人卜弥格（P.Michael Boym）还将此作译成拉丁文，于 1666 年出版。1707 年英国医学家芙罗伊尔（Sir.JF），针对《脉经》（一说《脉诀》），在伦敦出版了《医生诊脉》（The Physician's Pulse-Watch）一书，现存于英国图书馆。此外，1981 年日本将静嘉堂文库藏明代佚名氏影宋本《脉经》收入《东洋善本医学丛书》内。

## （三）关于《伤寒例》

从张仲景写成《伤寒杂病论》到王叔和之时，不到百年。但是，由于当时生产力水平很低，书稿大多写在竹木简上，难于保管和流传，以致残缺失次，即便残留的部分错简也很多。王叔和不忍这部伟大著作被湮没，便决定整理《伤寒论》。王叔和编次《伤寒论》，先是"搜采仲景旧论之散落者"，然后"撰次成叙，得为完帙"。不过，他结合临床实践对该书的内容进行校正、调整、补充所下的功夫更多。现行的《伤寒论》本，一般认为卷一、二的《辨脉法》《平脉法》《伤寒例》3篇，卷七《辨不可发汗病脉证并治》以下8篇，都是王叔和自己新增加的。对此，历代学者有迥然不同的两种评价。持肯定态度者，如晋代医学家皇甫谧认为王叔和"撰次仲景，选论甚精"。林亿认为，"仲景之书，及今八百余年，不坠于地者，皆其（指王叔和）力也。"金代医学家成无己更直截了当地说："若非叔和撰集，不能延至于今，功莫大矣。"至元代王履提出"异其既以自己之说，混于仲景所言之中"，并对其"以杂脉杂病纷纭并载于卷首，故使玉石不分，主客相乱"开始，对于王叔和整理编辑张仲景遗著行为持反对或怀疑态度者渐出，主要聚焦于对宋本《伤寒论》中《伤寒例》一篇。

### 1.历代医家对《伤寒例》之争

《伤寒例》在宋本《伤寒论》中放于六经之首，《金匮玉函经》中不载。明以前医家在引用《伤寒例》内容时，或冠以仲景云，或冠以叔和云。如《千金要方》谓："王叔和曰：夫阳盛阴虚，汗之则死……"《伤寒总病论》中说："王叔和云：土地温凉，高下不同，物性刚柔，餐居亦异。"《伤寒微旨论》云："且仲景《伤寒例》曰：桂枝下咽，阳盛则毙，承气入胃，阴盛乃亡。"诸如此类。明·方有执等据黄仲理《伤寒类证》之说，认为《伤寒例》为王叔和所伪撰，当予以删除。之后，从之者、反对者蜂起。概括起来不外以下几种。

（1）主张全文删削。最早提出的是方有执，认为"仿例而行，仲景之道反愈晦"，因而提出："伪不容有，无之可也。既应无之，削之可也，故从削。"关于《伤寒例》是何人所作，方氏认为是成无己，这是一种推测。后世同意方氏删削的医家较多，但对《伤寒例》的作者一致肯定是王叔和，而非成无己。如钱天来说："第阅叔和序例一篇，其妄用经文，创立谬说，亦殊不足观，不若遗忘之为愈也。"又章虚谷亦说："王叔和既辑仲景之论，又援《素问》之言，杂以己意，而以《内经》'冬伤于寒，春必病温'为主脑，则于仲景之旨不合，徒使后学者惑于多歧，历代注家多削，故亦不录也。"

（2）主张逐条批驳。持此主张的以喻嘉言为代表，他认为方氏"削去叔和序例，大得遵经之旨"，但是全文删削，不若"取而驳正之"。赞同喻氏做法的是程郊倩，其作"王叔和序例贬伪"逐条批驳，完全否定，一笔抹杀。

（3）主张学习《伤寒论》，必须先行习《伤寒例》。持此主张的先有闵芝庆，他说："伤寒之不明于天下，由不得其要领，而昧夫此例者众也。反谓仲景之道晦而不明，厄于此例可乎？"继而王朴庄，他把《伤寒例》划为13章，前3章为《伤寒论》提纲，第四章到第九章发挥《内经》热病证治，后4章则为随笔杂记。"合诸章观之，语语皆本《内》《难》二经，精详审慎，为后学阶梯。凡读《伤寒论》者，不可不先读此例也。"

（4）主张《伤寒例》不单是叔和之言，亦有仲景之辞。汪苓友说："仲景《伤寒论》其杂入叔和之论颇多……其例首有四时八节气候决病法，此实出仲景手述，非叔和所能道及。今读方、喻、程三家之书，知遵仲景也。愚意《伤寒例》原系仲景之书，其中有与《内经》相悖处，大都是叔和所撰，则前人得失迥然自出。"陆九芝据《外台秘要》于"伤寒之病，逐日浅深"一章前有王叔和曰，推断此章之前均为张仲景原文，此章此后乃王叔和之言。

## 2.《伤寒例》的剖析

### （1）《伤寒例》内容及古文献中的记载

考察宋本《伤寒论》中的《伤寒例》，其开首一段，列出"四时八节二十四气七十二候决病法"，其下小字注云："二十四气，节有十二，中气有十二，五日为一候，气亦同，合七十二候，决病死生，此须洞解之也。"（成氏注解本无此部分）。其下有"《阴阳大论》云"一段。又"土地温凉，高下不同"一段为《伤寒例》的第一部分，主要论述了天时、季节、气候、地土与伤寒时气病的关系。自"凡伤寒而为病热"一段至"两感于寒者"一段为《伤寒例》的第二部分，主要根据《素问·热论》原文以释证候，在引证原文的基础上做了若干发挥。自"凡伤寒之病，多从风寒得之"至篇末，是发挥《难经》和《内经》的治疗原则，讨论伤寒病的服药方法、疾病传变、转归等问题。从内容上来看，这一部分明显引自《阴阳大论》，大部分来自《内经》《难经》。考诸宋前文献对《伤寒例》的记载，在《外台秘要》引《阴阳大论》一段引文最后小字注云："仲景、病源、小品、千金同。"又引"伤寒之病逐日深浅"一段，前冠以王叔和曰，后小字注云："小品，千金同。"说明隋唐乃至于南北朝时期就认为部分原文为王叔和之语。又据仲景《伤寒论》自序云："撰用《素问》《九卷》《八十一难》《阴阳大论》……"可知《阴阳大论》《内经》《难经》均为仲景作《伤寒杂病论》时所参考，因此，部分有关内容可能为仲景所论及。

### （2）《伤寒例》遵从《素问·热论》而与《伤寒论》不同

《伤寒例》遵从《素问·热论》，这一点显而易见。自"凡伤于寒则为病热"至"若两感于寒者"一段末，文字几同于《素问·热论》。在病机上，重述《热论》"伤于寒则病热"，"两感于寒而病者必死"的原则。在辨证上，除增加了脉诊和由于气候、季节等因素的变证变病外，其他全为

《素问·热论》的内容。在治疗上，遵循《素问·热论》"其未满三日者，可汗而已；其已满三日者，可泄而已"，只是将针刺泄法改为药物。《伤寒例》和《伤寒论》有明显不同。《伤寒例》宗《内经》，论述的是热病，而《伤寒论》论述的是外感风寒而致的"伤寒""中风"等伤寒病。《伤寒例》将伤寒分为伤寒（中而即病）、温病（不即病者，至春变为温病）、暑病（至夏变为暑病）、时行等，而《伤寒论》分伤寒、中风、温病、风温四种，其中温病不同于《伤寒例》中的温病，前者为"太阳病，发热而渴，不恶寒者，为温病"；后者为伏寒得春阳外发而致。在六经辨证上，《伤寒论》与《伤寒例》不同。《伤寒例》宗《素问·热论》，以经络为六经，皆为热证、实证；以阴阳为表里，三阳为表，三阴为里；在受病方面，日受一经，次序固定。《伤寒论》则以脏腑、经络、气化等生理功能的外在表现划分六经，以三阳为表证、热证、实证，以三阴为里证、寒证、虚证。三阴三阳又都有具体的分殊之证。在临证上，据脉证而辨；在传变上，不固守日期和次序。在治疗上，《伤寒论》不囿于汗、下两法，含有汗、吐、下、和、温、清、消、补八法，只是张仲景未明确提出而已。

综合以上，不难发现，《伤寒例》和《内经》观点一致，而与《伤寒论》不同。而且《伤寒例》含有古医书《阴阳大论》和《素问·热论》的内容，又多有发挥。尽管仲景著《伤寒杂病论》时撰用《素问》《阴阳大论》，但其例当为王叔和编次《伤寒论》时所写入。晋·皇甫谧在《甲乙经·序》中指出："近代太医令王叔和，撰次仲景选论甚精，指事施用。"（按宋本林亿等序引文"选"作"遗"，"指事"作"皆可"，于义为长，可从）文中用了"撰次"两字，因此被后人误解为王叔和根据己见重新编写了《伤寒论》，那么另撰一篇《伤寒例》加入也就不足为怪了。

## （四）关于平脉辨证

"平脉辨证"，历来有两种解释：一是指诊疗过程而言。医家搜集一个症状，或者是一组主要症状，再参考一些辅助症状，通过辨析脉象，进而确定为何证型，判断预后等。如《素问·脉要精微论》云："微妙在脉，不可不察。"《素问·经脉别论》言："气口成寸，以决死生。"另一种是指书名。日本江户医家多持此论，如目黑道琢《伤寒论集解·序》云："平脉辨证，疑是书名，而文献无可以证焉。"尽管这两种解释均与《伤寒论》有关，大部分学者更认同第一种解释。

由于"平脉辨证"的结果是否正确，主要取决于"脉诊"是否正确，故张仲景于《伤寒论》开篇立"辨脉法第一""平脉法第二"，并且几乎各篇目均冠以"辨××病脉证并治"字样，进而脉症合参辨病位、病性，测病情轻重以及病势预后等。从王叔和撰写的《脉经》序文所言"仲景明审，亦候形证"一语，说明张仲景有关脉学的论述也是王叔和撰著《脉经》所资采摭的资料之一，《脉经》卷一至卷六论脉部分将仲景著作中有关论脉的文字直接引用并明确标注即是明证。所不同的是，《伤寒论》脉学多集中在诊脉部位、基本脉象及其主病脉法的运用等诸多方面，而王叔和受魏晋时期医经、经方与针灸逐渐融合风气的影响，在《内》《难》脉象主病及仲景"平脉辨证"，尤其《难经·十八难》"寸口三部九候"诊法的基础上，把寸口脉象主病与证候辨识、治法及针药结合起来，使"脉诊"真正成为临床实用的诊断技术，提高了脉诊的临床价值及意义。

以《脉经·平三关病候并治宜第三》为例，此篇糅合"三部九候"论，共载脉象 20 种、方剂 20 余首、经穴名 20 余个，主要是对脉象主病、主症、病因的原则概括，基本上完备了理、法、穴、术（见表 1）。

表1 《脉经·平三关病候并治宜》归纳

| 脉名\脉位 | 症状表现 | | | 治法方药 | | |
|---|---|---|---|---|---|---|
| | 寸 | 关 | 尺 | 寸 | 关 | 尺 |
| 浮 | 中风，发热，头痛 | 腹满不欲食，浮为虚满 | 下热风，小便难 | 桂枝汤、葛根汤，针风池、风府，向火灸身，摩治风膏，覆令汗出 | 平胃丸、茯苓汤、生姜前胡汤，针胃脘，先泻后补之 | 瞿麦汤、滑石散，针横骨、关元，泻之 |
| 紧 | 苦头痛，骨肉疼，是伤寒 | 心下苦满急痛，脉紧者为实 | 脐下痛 | 麻黄汤发汗，针眉冲、颞，摩治伤寒膏 | 茱萸当归汤，又大黄汤，两治之，良。针巨阙、下脘，泻之 | 当归汤，灸天枢，针关元，补之 |
| 微 | 苦寒，为衄 | 胃中冷，心下拘急 | 厥逆，小腹中拘急，有寒气 | 五味子汤，摩茱萸膏，令汗出 | 附子汤、生姜汤、附子丸，针巨阙，补之 | 小建中汤，针气海 |
| 数 | 为吐，以有热在胃脘，熏胸中 | 胃中有客热 | 恶寒，脐下热痛，小便赤黄 | 服药吐之，及针胃脘，服除热汤。若是伤寒七八日至十日，热在中，烦满渴者，宜服知母汤 | 知母丸、除热汤，针巨阙、上脘，泻之 | 鸡子汤、白鱼散，针横骨，泻之 |

| 脉名＼脉位 | 症状表现 | | | 治法方药 | | |
|---|---|---|---|---|---|---|
| | 寸 | 关 | 尺 | 寸 | 关 | 尺 |
| 缓 | 皮肤不仁，风寒在肌肉 | 其人不欲食，此胃气不调，脾气不足 | 脚弱下肿，小便难，有余沥 | 防风汤，以药薄熨之，摩以风膏，灸诸治风穴 | 平胃丸、补脾汤，针章门，补之 | 滑石汤、瞿麦散，针横骨，泻之 |
| 滑 | 阳实，胸中壅满，吐逆 | 胃中有热，滑为热实，以气满故不欲食，食即吐逆 | 血气实，妇人经脉不利；男子尿血 | 前胡汤，针太阳、巨阙，泻之 | 紫菀汤下之、大平胃丸，针胃脘，泻之 | 朴硝煎、大黄汤，下去经血，针关元，泻之 |
| 弦 | 心下，微头痛，心下有水气 | 胃中有寒，心下厥逆，此以胃气虚故尔 | 小腹疼，小腹及脚中拘急 | 甘遂丸，针期门，泻之 | 茱萸汤，温调饮食，针胃脘，补之 | 建中汤、当归汤，针气海，泻之 |
| 弱 | 阳气虚，自汗出而短气 | 胃气虚，胃中有客热。脉弱为虚热作病 | 阳气少，发热骨烦 | 茯苓汤、内补散，适饮食消息，勿极劳。针胃脘，补之 | 服竹叶汤，针胃脘，补之 | 宜服前胡汤、干地黄汤、茯苓汤，针关元，补之 |
| 涩 | 胃气不足 | 血气逆冷。脉涩为血虚，以中焦有微热 | 足胫逆冷，小便赤 | 干地黄汤，自养，调和饮食，针三里，补之 | 干地黄汤、内补散，针足太冲上，补之 | 附子四逆汤，针足太冲，补之 |

续表

| 脉位\脉名 | 症状表现 | | | 治法方药 | | |
|---|---|---|---|---|---|---|
| | 寸 | 关 | 尺 | 寸 | 关 | 尺 |
| 芤 | 吐血；微芤者，衄血。空虚，去血故也 | 大便去血数斗者，以膈俞伤故也 | 下焦虚，小便去血 | 竹皮汤、黄土汤，灸膻中 | 生地黄并生竹皮汤，灸膈俞。若重下去血者，针关元；甚者，宜服龙骨丸，必愈 | 竹皮生地黄汤，灸丹田、关元，亦针补之 |
| 伏 | 胸中逆气，噎塞不通，是胃中冷气上冲心胸 | 中焦有水气，溏泄 | 小腹痛，疝，水谷不化 | 前胡汤、大三建丸，针巨阙、上脘，灸膻中 | 水银丸，针关元，利小便，溏泄便止 | 大平胃丸、桔梗丸，针关元，补之 |
| 沉 | 胸中引胁痛，胸中有水气 | 心下有冷气，苦满吞酸 | 腰背痛 | 泽漆汤，针巨阙，泻之 | 白薇茯苓丸、附子汤，针胃脘，补之 | 肾气丸，针京门，补之 |
| 濡 | 阳气弱，自汗出，是虚损病 | 苦虚冷，脾气弱，重下病 | 苦小便难 | 干地黄汤、薯蓣丸、内补散、牡蛎散并粉，针太冲，补之 | 宜服赤石脂汤、女萎丸，针关元，补之 | 服瞿麦汤、白鱼散，针关元，泻之 |
| 迟 | 上焦有寒，心痛咽酸，吐酸水 | 胃中寒，宜服桂枝丸、茱萸汤，针胃脘。补之 | 下焦有寒 | 附子汤、生姜汤、茱萸丸，调和饮食以暖之 | | 桂枝丸，针气海、关元，补之 |

| 脉位\脉名 | 症状表现 | | | 治法方药 | | |
|---|---|---|---|---|---|---|
| | 寸 | 关 | 尺 | 寸 | 关 | 尺 |
| 实 | 生热，在脾肺，呕逆气塞；虚，即生寒，在脾胃，食不消化 | 胃中痛 | 小腹痛，小便不禁 | 有热，即宜服竹叶汤、葛根汤 | 栀子汤、茱萸乌头丸，针胃脘，补之 | 当归汤，加大黄一两，以利大便；针关元，补之，止小便 |
| 虚 | 寒 | | | 茱萸丸、生姜汤 | | |
| 细 | 发热，吸吐 | 虚，腹满 | | 黄芩龙胆汤，吐不止，宜服橘皮桔梗汤，灸中府 | 生姜茱萸蜀椒汤、白薇丸，针灸三脘 | |
| 洪大 | 胸胁满 | | | 生姜汤、白薇丸，亦可紫菀汤下之，针上脘、期门、章门 | | |
| 牢 | | 脾胃气塞，盛热，即腹满响响 | 腹满，阴中急。宜服 | | 紫菀丸、泻脾丸，针灸胃脘，泻之 | 葶苈子茱萸丸，针丹田、关元、中极 |

续表

| 脉位<br>脉名 | 症状表现 | | | 治法方药 | | |
|---|---|---|---|---|---|---|
| | 寸 | 关 | 尺 | 寸 | 关 | 尺 |
| 洪 | | 胃中热，<br>必烦满 | | | 平胃丸，针胃<br>脘。先泻后补之 | |

观上表，《脉经》基本建立了"平脉辨证"的脉方（药）治疗规范，为中医辨证走向客观化打下了基础。其一，根据三部脉象所体现出的整体脉象特征，判断主病。以"寸脉"为例，"紧，苦头痛，骨肉疼，是伤寒"；"缓，皮肤不仁，风寒在肌肉"；"沉，胸中引胁痛，胸中有水气"；"伏，胸中逆气，噎塞不通，是胃中冷气上冲心胸"；"实，生热，在脾肺，呕逆气塞"；"虚，即生寒，在脾胃，食不消化"等。其中兼有病机阴阳虚实的认识，如"滑，阳实，胸中壅满，吐逆"；"弱，阳气虚，自汗出而短气"；"濡，阳气弱，自汗出，是虚损病"等。《脉经·卷二·平三关阴阳二十四气脉》可以参考。其二，根据脉象体现的病机层次进一步细化治疗方法以及具体针药、灸法等。如"（关脉）浮，不欲食，是虚满"，针刺时强调"补之"。又"寸脉洪，胸胁满……下之"，当属实证。"（尺脉）浮，小便难"，针刺时注明"泻之"，知为实证。如"（寸脉）滑，阳实，胸中壅满吐逆，宜服前胡汤，针太阳巨阙泻之"；"（寸脉）伏，胸中逆气，噎塞不通，是胃中冷气上冲心胸，宜服前胡汤、大三建丸，针巨阙、上脘，灸膻中"；"（寸脉）脉芤吐血，微芤者衄血，空虚血去故也，宜服竹皮汤、黄芪汤，灸膻中"等。"尺脉洪，少腹满，引阴痛……利小便"，当为实证。可惜的是，《脉经·平三关病候并治宜第三》所载方剂组成，在经宋代林亿校正时删去不复，所幸某些方剂的药物组成尚存于敦煌古医籍卷子

（法国 P3287），如"摩治风膏"由丹参、蜀椒、芎、蜀大黄、八角蜀附子、巴豆、白芷组成，主治风邪引起的病证。"葛根汤"由生葛根、黄芩、白芍药、桂心、麻黄、生姜、甘草、萎蕤、大青、大枣等组成，与《伤寒论》的葛根汤有差异。

这种"平脉辨证"模式，体现了凭脉辨证、审证求因、因人施治的独到见解，是王叔和继承了《脉经》成书时代不同学派的学术思想，甚或是本人临床经验的基础上初步建立起来的。由于脉学素有"心中易了，指下难明"之说，因此，"平脉辨证"竟成了中医理论中最精妙和神秘的部分之一。

笔者以为，"平脉辨证"不仅可以了解人体营卫气血的盛衰、脏腑虚实病变，关键在于审察病机，为辨证施治服务，进而指导临床处方用药。如果医家追求从脉象断病，一按脉就知病人患有何病，是混淆了起点与终点，根本与枝叶的关系。《脉经》以后医家增加了许多内容，逐渐将"平脉辨证"模式完善，同时也存在许多问题，正如清代名医柯琴所言："自有《脉经》以来，诸家继起，各以脉名取胜，泛而不切，漫无指归。"

# 二、现代研究

《脉经》是中医脉诊的奠基之作。现代以来，随着中医药事业的发展，对古代医家及其著作的整理研究逐渐深入。王叔和作为一代医学大家，受到越来越多的医史学工作者的关注，对其生平、里籍、著作、任职以及《脉经》学术思想、版本流传等进行了广泛而深入的考察。现代以来有关王叔和及《脉经》的研究方向大体可以分为两类：一类是对王叔和及《脉经》进行全面分析，系统阐释，做综合性、概述性的研究；一类是有所侧重，从《脉经》所阐发脉学内容出发，或从王叔和所集仲景学说某一方面进行研究。总之，王叔和及《脉经》研究已广为学术界所重视。

王叔和因著《脉经》对我国脉学的发展和古代医籍的保存作出了巨大的贡献，但由于史料缺乏等因素的影响，使得学术界对王叔和及《脉经》的研究不够深入全面，尚未见到系统性综合性的研究。其中，中医中医科学院、陈维养、高铭暄、宋大仁等、田代华等、孟庆云、朱鸿铭、长青、陈梦来、岳续明、张年顺等、汪碧涛等从生平、学术渊源、著述、学术思想、诊治经验、养生、治学方法、医德及贡献等方面对王叔和进行了概述性的介绍，使后世学者对王叔和及《脉经》有了一个大体的了解。

以下就现代以来王叔和及《脉经》研究的进展做一简要介绍：

## （一）籍贯和卒年的研究

王叔和的籍贯问题尚未定论，至今有数种认识。一说，山西高平人。邢德刚、宋向元、王怀中等人均持此说。一说，山东古高平人。吴海林、朱承山、茹东民均持此说。此外，还有说是山东东平人、山东兖州人、山东微山人、山东济宁人、山东巨野人、山东鱼台人等，因东平、兖州、微山、济宁、巨野与邹县基本在同一地区，故可归于山东古高平人观点之内。另有一说，山西高平与山东古高平两可，马继兴、张年顺等人持此说。

## （二）任职与著述的研究

关于王叔和曾经担任"晋太医令"一说，自清代孙鼎宜、章炳麟等人对此说首先质疑后，吴承仕、余嘉锡及当代研究者宋向元、宋大仁等都对这一个问题作了深入研究，结论指出：王叔和是魏太医令，而不是晋太医令，基本上解决了这个问题。但是，王氏究竟是在曹魏何时任太医令及卒于何时，尚未确论。宋大仁认为，王叔和任太医令当在汉建安十八年（213）。魏国建立后。自建安二十一年（216）王氏随曹操大军南下征吴，就流寓新洲，不再返回北方，意即此后不再任太医令。其生卒年当在公元180～270年。万方补充认为，王叔和当在公元220～250年，任职为魏太医令，任职多久，则难以断定。他的卒年也应在公元260～263年（《甲乙经》成书）以前。

另有学者提出不同观点，杜勇据《世说新语》及其注文等资料考证认为，王叔和实为晋代大臣王恭之弟，进一步推测认为，王叔和可能是东晋医家。

关于《脉经》的成书年代，学术界目前存两说：一是三国说。孔祥序认为，从《脉经》卷五有张仲景论脉和卷七、卷八中有大量《伤寒论》条文的记载来看，《脉经》的撰成应晚于张仲景生活年代，早于王叔和卒年，因此，《脉经》成书应在三国早中期（220～255）范围内。沈炎南认为，大概在整理仲景遗著之后，叔和着手撰写了《脉经》，因此，《脉经》成书当晚于仲景《伤寒杂病论》，而略早于皇甫谧《针灸甲乙经》，大约成编于三国时期。二是西晋初年说。傅维康认为，《脉经》的成书，当在西晋初年（266）至武帝大康三年（282）之间。

### （三）撰著《脉经》的背景研究

通史性的医史专著虽无不盛赞王叔和撰著《脉经》及搜集整理仲景学说之功，但关于叔和的学术渊源以及《脉经》的成书背景，基本都是复述古人之述。例如，晋代皇甫谧认为："近代太医令王叔和，撰次仲景，选论甚精。"宋代以校勘医学文献而著名于世的孙奇认为："自仲景于今，八百余年，惟王叔和能学之。"金代成无己是以整理注解《伤寒论》而闻名于医界的，他称赞："仲景《伤寒论》得显用于世，而不堕于地者，叔和之力也。"

除此以外，明清学者主要批评王叔和于仲景书中杂以己言，以及在编次、序例中多有谬误等。这令今人对于王叔和学术思想及《脉经》成书背景的研究只能停步不前。

考伤寒之学，始自仲景。许亦群认为，从时间上来讲，叔和整理仲景著作时间距仲景卒年很近，且仲景著作在当时应是完整的，尚未散佚；从了解程度上来讲，叔和对仲景十分熟悉。推测认为，叔和自己可能就见过张仲景，或者通过仲景的学生卫汛收集到仲景全部的著作。许亦群另据《隋志》《旧唐志》《新唐志》，进一步考证认为叔和整理仲景著作可能有《脉经》《五脏论》《脉经》《五脏荣卫论》《金匮要略方》《疗黄经》《口齿经》《金匮玉函经》等 8 部著作，目前仅《脉经》存世，且后者有1/3 以上的内容收录了张仲景《伤寒杂病论》的文字。此外，朱鸿铭认为，王叔和在《伤寒例》中对外感时病的病因、病机以及病种分类等方面提出了许多新的论点，较前人有所发展。他确立了时气病的概念，阐述了四时正气为病、时行疫气为病以及外感时病与季节气候的关系，创立了"重感异气变病"理论，提出感那有即病不即病之异，开创新感与伏邪理论的先河。指出患病必须早治，治病应临时消息制方，给药要注意时间，时气病宜注意护理，并从症状、脉象的演变对疾病的预后提出指导性的判断。

《脉经》撰著之时，中医脉诊理论与方法渐成，据《难经·十六难》所言"脉有三部九候、有阴阳、有轻重、有六十首、一脉变为四时，离圣久远，各自是其法，何以别之"的记载。此时期存在的诊脉方法，包括三部九候法、四时脉法、轻重脉法、人迎、寸口法等。流传至今，除了与《内经》中的"人迎寸口法"的关系最为密切之外，《难经》中"独取寸口"之法，皆为王叔和《脉经》所取材。此举不仅促进了中医诊断学的发展，而且保存了以前许多珍贵的医学文献。

除此之外，叔和先于晋人皇甫谧接触《素问》《针经》《明堂孔穴针灸治要》等医学著作，《脉经》中详论经络系统和辨证取穴的治疗经验，尤其是重视脉诊与脏腑经络辨证结合、针灸和药物并用的治疗方法，对后世针灸临床有一定的指导意义。

### （四）《脉经》内容的研究

关于《脉经》的学术特色，彭如惠概括如下："勤搜广采，集前人脉论之精华；定象明部，成脉学系统之框架；以脉辨证，立脉学临证之指南。"其对后世脉学的发展有很大影响，成为历代以来论脉辨证的指南。具体如下：

#### 1. 脉学

宋大仁，等认为，王叔和总结了汉以前的医学理论和实践经验，奠定了中医辨证论治的基础，主要体现在对脉学的贡献，包括：①描述脉象的指下辨别。广述形证，虚实详明，声色王相，以此参互，死生之分，故得十全，无一失之谬。②介绍切脉方法和必要知识。对切脉时间、切脉至数、证脉合参、切脉独取寸口、三部分辨、寸口分主脏腑、切脉轻重、脉之顺逆等。从，声色证候，靡不靡备。他把 24 种不同的脉象排列出来，加以说明，使之易于了解，并列出 8 组相类的脉，引起人的注意。辨明脉的阴阳、顺逆、虚实、生死，排列脏腑各部生理的脉象，罗列脏腑各部的脉证、各种杂病的脉证，以及妇人小儿的脉证。这些丰富的内容中，很多地方有较高的科学价值。历来中医都以本书为论脉辨证的依据。在今天仍然是学习中医和研究祖国医学的必要典籍，因此王叔和被尊为脉学的祖师。田代华等认为，《脉经》"考核遗文"，汇集诸书，联系临床实际阐明脉象，而使脉学得以系统化。特别是书中对 24 种脉象的阐述和寸关尺三部的定位诊断，对后世脉学的发展有很大的影响。其主要贡献有三：①描述了各种脉象的脉形。②论述了切脉方法和切脉的基本知识。③分别叙述了阴阳表里、三部九候、人迎气口神门、二十四脉、十二经、奇经八脉、五脏六腑以及伤寒、热病、杂病、妇儿病证的脉证及治疗，并专门介绍了扁鹊、淳于意、张仲景、华佗对脉象的论述。它不仅保存了汉晋以前的宝贵医学资料，而且为研究我国古代的脉学知识提供了方便。

## 2. 针灸

刘冠军等总结认为，《脉经》10卷中，关于经络学说和针灸，尤以第二、七、十卷最为集中。书中详述了针灸的辨证施治、穴位取法、针刺手法以及宜针、宜灸和禁针、禁灸等许多宝贵经验，尤其是在脉象、症状与针灸治疗合参方面，作了系统论述。具体包括：①在寸口候脉法的基础上，总结出脏腑虚实病候的针刺规律；②介绍了各种脉象所主证候的针刺治疗；③充实和完善了奇经八脉症候的描述；④记载了针灸适应证和禁忌证等。魏稼认为，《脉经》以较大篇幅论述针灸，体现了作者的针灸学术思想和学术成就。主要包括：①对经穴和刺灸法理论的发挥；②强调经络和脉诊的针灸辨证论治。

## 3. 妇科

薛益明等认为《脉经》在妇科方面的学术成就包括：提出"避年""居经"的概念，首论月经与津液之间的关系，创立十月分经养胎法等。这些学术成就对于指导妇科临床具有较高的学术价值。

## 4. 文献学

《脉经》的内容涉及面相当广泛，除保留了《内经》《难经》《伤寒杂病论》等重要文献，还保留了不少早已失传的古代脉学著作，如《脉法赞》《四时经》以及扁鹊、华佗等古代名医论脉之作。程磐基总结认为，《脉经》的内容具体包括奠定脉学基础、收载古代医学佚书内容、收载《伤寒论》

内容、收载《金匮要略》内容、收载古代医术方药等 5 个方面。崔锡章，对《脉经》中引用《脉法赞》《四时经》《扁鹊脉法》《扁鹊阴阳脉法》《扁鹊诊诸反逆死脉要诀》《扁鹊华佗察声色要诀》等古佚医书进行了详细的研究与考证，认为这不仅切实反映了魏晋前脉学发展中的不同学派、不同见解，而且为我们研究脉学理论的形成提供了丰富的内容。

总之，《脉经》首次较全面系统地探讨了中医脉学的理论及临床运用，并涉及妇科和针灸学方面，所载录古代脉学著作还为我们留下了一份宝贵的文化遗产。

### （五）《脉经》版本流传研究

《脉经》刊行之后，自晋至唐历三百余年流传不绝，后经宋林亿等校订后，卷数未变，而篇次和内容均有所更动。此书刻本颇多，现有几十种刊本。1949 年以来，人民卫生出版社、上海卫生出版社先后有影印本刊行。

现存主要版本有：元天历三年（1330）广勤书堂刻本、明成化间据元泰定本翻刻本、明赵府居敬堂刻本、明万历三年（1577）福建刻本、清道光二十四年（1844）刊《守山阁丛书》本、清光绪十七年（1891）《周氏医学丛书》本、清光绪十九年（1893）杨守敬校勘本等。人民卫生出版、商务印书馆、上海科学技术出版社分别出版了影印本和排印本。崔锡章从宋以前史志书目关于《脉经》的记载、林亿校注本在《脉经》流传中的地位、《脉经》的版本流传及现存的主要版本、《脉诀》一书对《脉经》流传的影响四个方面对《脉经》版本进行了考略，使我们对《脉经》的流传史及版本衍化有一个大致的了解，同时也使我们认识到林亿校注《脉经》在《脉经》流传史中的重要作用以及辨别伪书的重要性。

## （六）《脉经》校释研究

《脉经》成书之后，北宋林亿是历史上对它进行系统校理的第一人。林亿刻本不仅是《脉经》史上第一次官校本，也是后世所有《脉经》刊本的祖本，因而在《脉经》流传史上的重要作用是昭然可见的。自林亿校订后，一直到 1984 年福州市人民医院的《脉经校释》问世，中间未见有系统的校勘注解。前人对《脉经》的校勘工作，也主要是为刊刻需要而作的。此后，沈炎南在 20 世纪 80 年代末对《脉经》做了整理研究，著有《脉经校注》《脉经语释》。如崔锡章认为，林亿校注本是后世所传《脉经》一切版本的祖本，林亿校勘保存了《脉经》的方法及内容，林亿注是《脉经》古传本中最早的注释，同时指出林亿在校勘《脉经》时删除全部方剂成为后世医家评定林亿校注《脉经》贡献的一个绊脚石。另外崔锡章认为，林亿在校注《脉经》时删了方剂，虽然这种做法在今人看来是不当的，但却是基本遵循了当时的校注原则及通例。

## （七）《脉经》的语言学研究

《脉经》论脉多兼及相关症状，并对症状有具体、详尽、形象的论述。崔锡章认为《脉经》对症状表述，注重同一症状之间的细微差异，注重症状描述的形象具体性，注重句法变化，增强表达效果，说明《脉经》不仅在脉学研究中意义重大，在诊断学史研究上也有不可替代的历史地位。同时《脉经》中还有许多迭音词，崔锡章从《脉经》中迭音词的数量、作用以及古医籍迭音词丰富的原因及注释三方面对《脉经》中的迭音词进行了详细的论述，从而增强了对《脉经》内容的准确理解。

综观 50 余年来对王叔和及《脉经》的研究，不难看出，早期偏重于对仅有史料的解读，如据此推断王叔和的生平、里籍、任职以及《脉经》学术思想、版本流传等。虽然研究层次不同，研究内容重复、欠精，但确实促进了《脉经》的继承和发扬。20世纪50年代以后，学界开始着重于对《脉经》内容、版本和译注的研究，不仅具有学术方面的价值，对于中医脉诊的传承具有现实意义。即使如此，《脉经》本身也存在体例不一、选材不严、编排系统性较差等问题，并有少量荒诞不经的内容。今后，相关研究视角应趋向多元。例如，叔和生卒、籍贯难以确考之情形，中国医学史上不乏其人，这种现象固然有其社会原因，更多可能由古代医生的社会地位所致。至于中医脉学，"神存于心手之际，可得解而不可得言也"（《后汉书·郭玉传》），轻易否定《脉诀》及《脉诀》类著作也是欠妥的。

综上所述，脉诊是我国古代医学家长期医疗实践的经验总结。传说中的上古医生僦贷季、鬼臾区等已经讨论了脉诊。春秋战国时期，脉诊已经达到相当水平，其后出现的重要医学著作《黄帝内经》和稍晚的《难经》中，已经对脉诊有许多详细论述。1973年湖南长沙马王堆3号汉墓出土的帛书《脉法》《阴阳脉症候》，证实了古人借助脉诊判断疾病的真实存在。王叔和阅读了《内经》《难经》《脉法》《扁鹊阴阳脉法》《扁鹊脉法》等脉学类著作，奠定了坚实理论基础，经过数年潜心研究，在吸收扁鹊、华佗等医学家脉诊学说的基础上，结合个人临床经验，撰成我国第一部脉学专著——《脉经》。

《脉经》对后世的影响，归纳起来有如下几点：其一，《脉经》是脉学发展史上的一个里程碑，堪为后世脉法的经典。其二，王叔和撰著《脉经》，将张仲景的《伤寒杂病论》十六卷整理编次后纳入其中，成为现存的《伤寒论》和《金匮要略》两书，此举有功于张仲景学术的传承。其三，《脉经》的学术内容，影响到医理、脉理、诊断、治疗等各个方面，对于中医学术的传承与发展作出了重大的贡献。其四，《脉经》撰成后流传不显，后世不少脉学专著只是在《脉经》的基础上有所补充和阐发，迄今为止尚无重大的突破。

总之，王叔和撰著的《脉经》，对于中医学术体系和脉学传承均有重大意义。由于各种原因，以致我们今天见到的《脉经》已非原貌。另有末卷"手检图"佚失等问题，尚待可靠古本或原稿的再次发现。

王叔和

参考文献

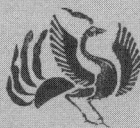

［1］清・孙鼎宜.孙氏医学丛书［M］.上海：中华书局，1932.

［2］王怀中，魏填平.上党史话［M］.太原：山西人民出版社，1981.

［3］吴海林，李延沛.中国历史人物生卒年表［M］.哈尔滨：黑龙江人民出版社，1981.

［4］马继兴，马堪温，李经纬.中医大辞典・医史文献分册［M］.北京：人民卫生出版社，1981.

［5］天津中医学院.中国分省医籍考［M］.天津：天津科学技术出版社，1984.

［6］江育仁.中医儿科学［M］.上海：上海科学技术出版社，1985.

［7］叶怡庭.历代医学名著序集评释［M］.上海：上海科学技术出版社，1987.

［8］孔建民.中国医学史纲［M］.北京：人民卫生出版社，1988.

［9］马继兴.中医文献学［M］.上海：上海科学技术出版社，1990.

［10］傅维康.中国医学史［M］.上海：上海中医药大学出版社，1990.

［11］沈炎南.脉经校注［M］.北京：人民卫生出版社，1991.

［12］廖育群.岐黄医道［M］.沈阳：辽宁教育出版社，1992.

［13］钱超尘.伤寒论文献通考［M］.北京：学苑出版社，1993.

［14］李茂如.历代史志书目著录医籍汇考［M］.北京：人民卫生出版社，1994

［15］张灿玾.中医古籍文献学［M］.北京：人民卫生出版社，1998.

［16］钱超尘.金匮要略文献考略［M］.北京：学苑出版社，2001.

［17］黄龙祥.中国针灸学术史大纲［M］.北京：华夏出版社，2001.

［18］张登本.难经通解［M］.西安：三秦出版社，2001.

［19］贾得道.中国医学史略［M］.太原：山西科学教育出版社，2002.

［20］赵恩俭.中医脉诊学［M］.修订版.天津：天津科学技术出版社，2005.

［21］晋·王叔和撰；韩永贤译.脉经［M］.北京：学苑出版社，2006.

［22］李俊德，高文柱.中医必读百部名著·诊法卷［M］.北京：华夏出版社，2007.

［23］李零.清华历史讲堂初编·从简帛古书看古书的经典化［M］.北京：清华大学出版社，2007.

［24］李建民.发现古脉：中国古典医学与数术身体观［M］.北京：社会科学文献出版社，2007.

［25］李中梓.诊家正眼［M］.北京：中国医药科技出版社，2011.

［26］邢德刚.晋代名医王叔和［J］.中华医史杂志，1954，（4）：249-251.

［27］李涛.中国对于近代几种基础医学的贡献［J］.中华医史杂志，1955，7（2）：110-111.

［28］中医研究院.王叔和及其在医学上的贡献［J］.中医杂志，1957，（4）：154.

［29］陈直.玺印木简中发现的古代医学史料［J］.科学史集刊，1958，（1）：298.

［30］宋向元.王叔和生平事迹考［J］.北京中医学院学报，1960，（1）：68-70.

［31］陈维养.王叔和［J］.中医杂志，1960，03.

［32］高铭暄.王叔和与《脉经》［J］.赤脚医生杂志，1979，（194）：45.

［33］宋大仁，徐春霖.伟大医学家王叔和的生平与遗迹的考察并论述其脉学成就［J］.中医药学报，1980，35-38.

［34］孔祥序.王叔和考［J］.浙江中医杂志，1981，（2）：147-149.

［35］贾以仁.王叔和籍贯及任太医令考［J］.中华医史杂志，1981，11（1）：
40.

［36］朱鸿铭.王叔和籍贯考证—与宋大仁同志商榷［J］.中医药学报，
1981，（3）：57-59.

［37］贾以仁.王叔和籍贯及任晋太医令考［J］.中华医史杂志，1981，11（1）：
40.

［38］岳家明.中国医学在伊朗［J］.中华医史杂志，1981，14（1）：28.

［39］万方.也谈王叔和任魏太医令及其卒年［J］.中医药学报，1981，（2）：
45-47.

［40］刘冠军，严玉林.王叔和《脉经》对针灸医学的贡献［J］.吉林中医
药，1981，（3）：1-6.

［41］魏稼.略论王叔和对针灸学的贡献［J］.河南中医，1981，（6）：22-23.

［42］孔祥序.关于王叔和《脉经》的几点看法［J］.中华医史杂志，1982，
12（4）：239-240.

［43］田代华，邵冠勇，丛林.王叔和精理《脉经》［J］.山东中医杂志，
1983，（3）：64-66.

［44］孟庆云.王叔和对祖国医学的贡献［J］.黑龙江中医药，1984，（8）：
49-51.

［45］朱鸿铭.王叔和的学术思想及其伟大贡献［J］.安徽中医学院学报，
1985，（2）：24-26.

［46］袁立道.王叔和与脉诊研究方法［J］.新中医，1985，（11）：51-52.

［47］陈梦来.王叔和的生平及学术贡献［J］.陕西中医，1985，6（1）：44-45.

［48］朱鸿铭，廖子仰.王叔和籍贯考察［J］.中华医史杂志，1985，15（4）：
205.

［49］长青. 王叔和［J］. 山西中医，1986，（5）：40.

［50］朱承山，陈焕孜. 王叔和籍贯考［J］. 山东中医学院学报，1988，12（1）：38.

［51］孔祥序. 王叔和生平及其对脉学的贡献［C］. 全国中医药中西医结合研究生毕业论文文摘.1988.12：316.

［52］朱承山. 王叔和籍贯考［J］. 山东中医学院学报，1988，12（1）：38-40.

［53］茹东民，李富华，张生民. 王叔和生平里籍考［J］. 山东中医学院学报，1989，13（2）：35-36.

［54］何爱华. 齐派医学简论［J］. 管子学刊，1990（1）：76-78.

［55］朱鸿铭，朱传伟. 王叔和外感时病理论的临床意义［J］. 山东中医学院学报，1994，18（4）：231-232.

［56］许亦群. 王叔和整理仲景著作情况初探［J］. 北京中医药大学学报，1995，18（4）：19-20.

［57］彭如惠.《脉经》的学术特色初探［J］. 湖南中医杂志，1995，11（2）：2-3.

［58］崔锡章. 论林亿校注《脉经》的贡献［J］. 医古文知识，1997，（4）：28-30.

［59］赵峻岭，魏连海. 浅谈王叔和的针灸学成就［J］. 针灸临床杂志，1997，（5）：8-9.

［60］薛益明，周晓虹. 论《脉经》对妇科的学术贡献［J］. 江苏中医，1997，18（9）：34-35.

［61］杜勇. 王叔和家世小考［J］. 中华医史杂志，1998，28（4）：215.

［62］田思胜，胡永和. 宋本《伤寒论》与宋前《伤寒论》传本的比较研究

［J］.国医论坛，1998，13（5）：1-2.

［63］崔锡章.《脉经》中迭音词的研究［J］.北京中医，1998，（4）：46-47.

［64］崔锡章.《脉经》版本流传考略［J］.北京中医，1999，（6）：41-43.

［65］崔锡章.林亿校注《脉经》删方考［J］.北京中医药大学报，1999，22（3）：13-14.

［66］崔锡章.《脉经》引用古佚医书考［J］.中国中医基础医学杂志，1999，5（7）：48-51.

［67］王姝琛，崔为.日本江户医家考"平脉辨证"［J］.长春中医学院学报.2000，16（4）：55.

［68］崔锡章.《脉经》中《金匮要略》条文的研究［J］.中国医药学报，2001，（3）：24-26.

［69］王凤兰.魏晋南北朝医学特点研究［J］.中国中医基础医学杂志，2002，8（8）：80-81.

［70］岳续明."医圣"王叔和［J］.山西老年，2002，10（7）：41.

［71］程磐基.魏晋前医术之大汇——寻本溯源读《脉经》［J］.中医药文化，2002，（2）：30-32.

［72］方春阳.高阳生并非六朝人［J］.浙江中医杂志，2003，38（5）：230.

［73］王凤兰.敦煌医学资料研究概况［J］.中医文献杂志，2003，21（1）：45-46.

［74］莫伟，肖莹.徐灵胎学术思想渊源初探［J］.中医文献杂志，2003，（4）：10.

［75］杨佃会."可"与"不可"再辩［J］.中医药学报，2004，32（3）：77-78.

［76］汪碧涛．高扬王叔和 发展襄樊医学事业［J］.中南民族大学学报（人文社会科学版），2004，24（8）：72-73.

［77］李毅．初探《脉经》对中医学术的重要贡献［J］.山西中医，2004，20（5）：1-3.

［78］张年顺，张向群．王叔和的籍贯考［J］.北京中医药大学学报，2004，27（6）：16-17.

［79］崔锡章．论《脉经》症状表述的语言特色［J］.北京中医药大学学报，2005，28（4）：25-28.

［80］王忠鑫．古遍诊脉法整理与研究［D］.山东中医药大学，2006

［81］王翠芳．关于《脉经》中的引文研究［D］.河北医科大学，2008，34-39.

［82］陈婷．《脉经》文献研究［D］.中国中医科学院研究生学位论文，2009，11-13.

［83］权春分．浅析王叔和《脉经》中针灸学术成就［J］.光明中医，2009，24（7）：1229-1230.

## 汉晋唐医家（6名）

张仲景　王叔和　皇甫谧　杨上善　孙思邈　王　冰

## 宋金元医家（18名）

钱　乙　成无己　许叔微　刘　昉　刘完素　张元素

陈无择　张子和　李东垣　陈自明　严用和　王好古

杨士瀛　罗天益　王　珪　危亦林　朱丹溪　滑　寿

## 明代医家（25名）

楼　英　戴思恭　王　履　刘　纯　虞　抟　王　纶

汪　机　马　莳　薛　己　万密斋　周慎斋　李时珍

徐春甫　李　梴　龚廷贤　杨继洲　孙一奎　缪希雍

王肯堂　武之望　吴　崑　陈实功　张景岳　吴有性

李中梓

## 清代医家（46名）

喻　昌　傅　山　汪　昂　张志聪　张　璐　陈士铎

冯兆张　薛　雪　程国彭　李用粹　叶天士　王维德

王清任　柯　琴　尤在泾　徐灵胎　何梦瑶　吴　澄

黄庭镜　黄元御　顾世澄　高士宗　沈金鳌　赵学敏

黄宫绣　郑梅涧　俞根初　陈修园　高秉钧　吴鞠通

林珮琴　章虚谷　邹　澍　王旭高　费伯雄　吴师机

王孟英　石寿棠　陆懋修　马培之　郑钦安　雷　丰

柳宝诒　张聿青　唐容川　周学海

## 民国医家（7名）

张锡纯　何廉臣　陈伯坛　丁甘仁　曹颖甫　张山雷

恽铁樵